U0335785

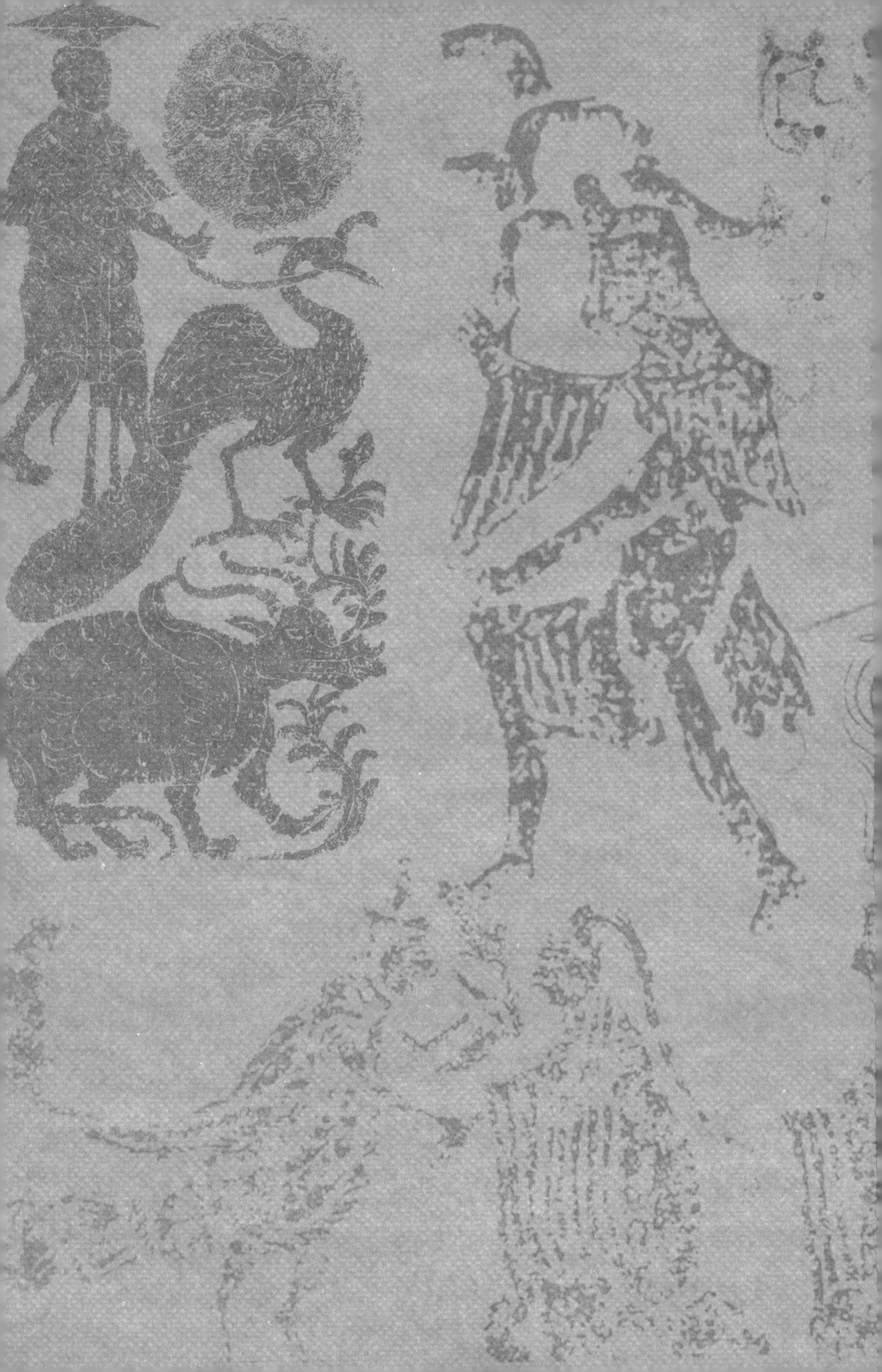

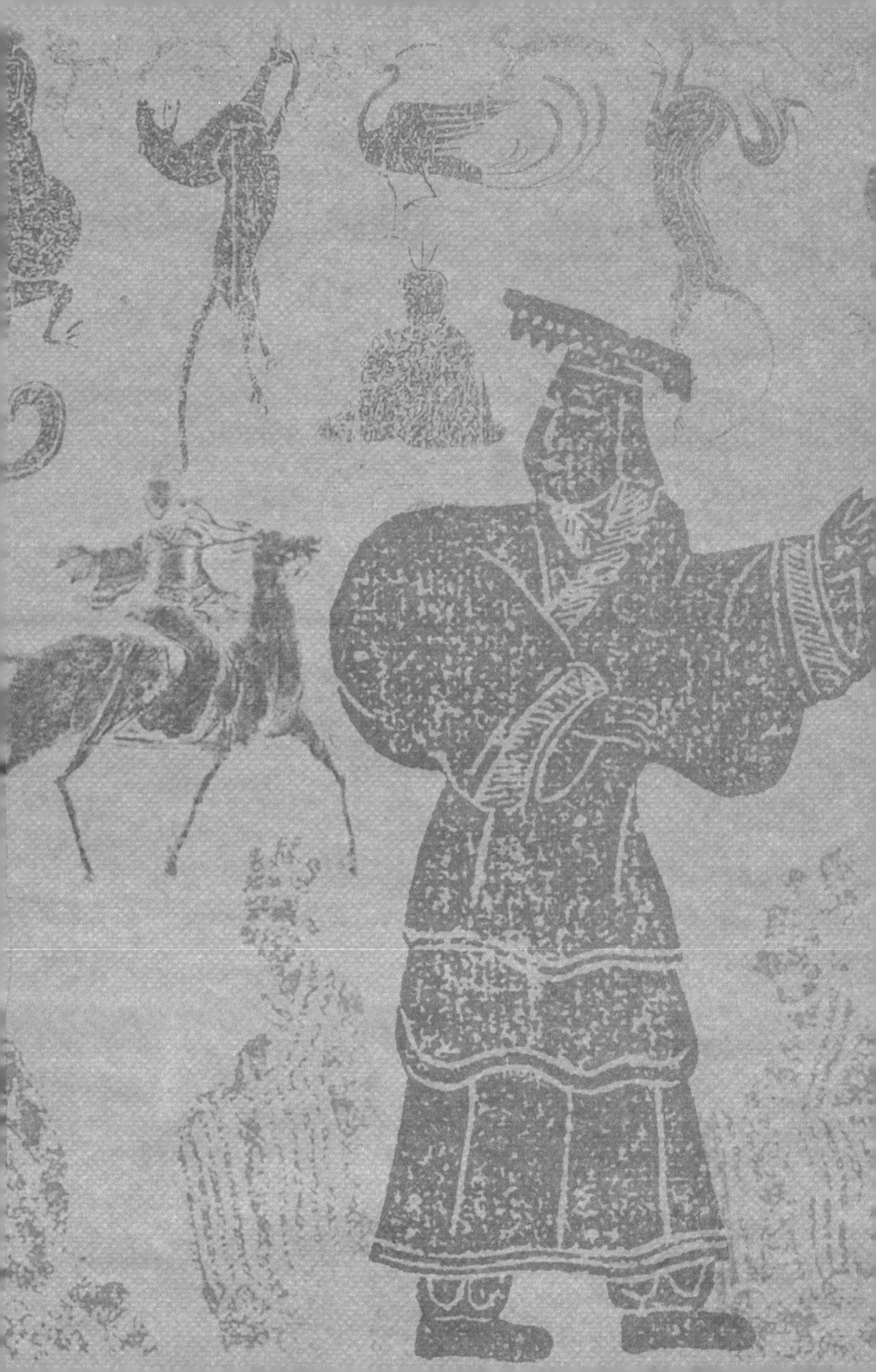

中国古医籍整理丛书

济世碎金方

明·王文谟　撰

崔利锐　周　扬　王象鹏　校注

中国中医药出版社

·北　京·

图书在版编目（CIP）数据

济世碎金方/（明）王文谟撰；崔利锐，周扬，王象鹏校注．—北京：中国中医药出版社，2016.11

（中国古医籍整理丛书）

ISBN 978-7-5132-3320-0

Ⅰ.①济… Ⅱ.①王… ②崔… ③周… ④王… Ⅲ.①验方—汇编—中国—明代 Ⅳ.①R289.348

中国版本图书馆CIP数据核字（2016）第092483号

中国中医药出版社出版
北京市朝阳区北三环东路28号易亨大厦16层
邮政编码 100013
传真 010 64405750
保定市中画美凯印刷有限公司印刷
各地新华书店经销

*

开本 710×1000 1/16 印张 23 字数 170 千字
2016年11月第1版 2016年11月第1次印刷
书 号 ISBN 978-7-5132-3320-0

*

定价 65.00 元
网址 www.cptcm.com

如有印装质量问题请与本社出版部调换

社长热线 010 64405720
购书热线 010 64065415 010 64065413
微信服务号 zgzyycbs
书店网址 csln.net/qksd/
官方微博 http://e.weibo.com/cptcm
淘宝天猫网址 http://zgzyycbs.tmall.com

国家中医药管理局
中医药古籍保护与利用能力建设项目
组织工作委员会

主　任　委　员　王国强

副 主 任 委 员　王志勇　李大宁

执行主任委员　曹洪欣　苏钢强　王国辰　欧阳兵

执行副主任委员　李　昱　武　东　李秀明　张成博

委　　　　员

各省市项目组分管领导和主要专家

（山东省）武继彪　欧阳兵　张成博　贾青顺

（江苏省）吴勉华　周仲瑛　段金廒　胡　烈

（上海市）张怀琼　季　光　严世芸　段逸山

（福建省）阮诗玮　陈立典　李灿东　纪立金

（浙江省）徐伟伟　范永升　柴可群　盛增秀

（陕西省）黄立勋　呼　燕　魏少阳　苏荣彪

（河南省）夏祖昌　刘文第　韩新峰　许敬生

（辽宁省）杨关林　康廷国　石　岩　李德新

（四川省）杨殿兴　梁繁荣　余曙光　张　毅

各项目组负责人

王振国（山东省）　王旭东（江苏省）　张如青（上海市）

李灿东（福建省）　陈勇毅（浙江省）　焦振廉（陕西省）

蔡永敏（河南省）　鞠宝兆（辽宁省）　和中浚（四川省）

项目专家组

顾　问　马继兴　张灿玾　李经纬

组　长　余瀛鳌

成　员　李致忠　钱超尘　段逸山　严世芸　鲁兆麟
郑金生　林端宜　欧阳兵　高文柱　柳长华
王振国　王旭东　崔　蒙　严季澜　黄龙祥
陈勇毅　张志清

项目办公室（组织工作委员会办公室）

主　任　王振国　王思成

副主任　王振宇　刘群峰　陈榕虎　杨振宁　朱毓梅
刘更生　华中健

成　员　陈丽娜　邱　岳　王　庆　王　鹏　王春燕
郭瑞华　宋咏梅　周　扬　范　磊　张永泰
罗海鹰　王　爽　王　捷　贺晓路　熊智波

秘　书　张丰聪

前 言

中医药古籍是传承中华优秀文化的重要载体，也是中医学传承数千年的知识宝库，凝聚着中华民族特有的精神价值、思维方法、生命理论和医疗经验，不仅对于传承中医学术具有重要的历史价值，更是现代中医药科技创新和学术进步的源头和根基。保护和利用好中医药古籍，是弘扬中国优秀传统文化、传承中医学术的必由之路，事关中医药事业发展全局。

1949 年以来，在政府的大力支持和推动下，开展了系统的中医药古籍整理研究。1958 年，国务院科学规划委员会古籍整理出版规划小组在北京成立，负责指导全国的古籍整理出版工作。1982 年，国务院古籍整理出版规划小组召开全国古籍整理出版规划会议，制定了《古籍整理出版规划（1982—1990）》，卫生部先后下达了两批 200 余种中医古籍整理任务，掀起了中医古籍整理研究的新高潮，对中医文化与学术的弘扬、传承和发展，发挥了极其重要的作用，产生了不可估量的深远影响。

2007 年《国务院办公厅关于进一步加强古籍保护工作的意见》明确提出进一步加强古籍整理、出版和研究利用，以及

“保护为主、抢救第一、合理利用、加强管理”的方针。2009年《国务院关于扶持和促进中医药事业发展的若干意见》指出，要“开展中医药古籍普查登记，建立综合信息数据库和珍贵古籍名录，加强整理、出版、研究和利用”。《中医药创新发展规划纲要（2006—2020)》强调继承与创新并重，推动中医药传承与创新发展。

2003~2010年，国家财政多次立项支持中国中医科学院开展针对性中医药古籍抢救保护工作，在中国中医科学院图书馆设立全国唯一的行业古籍保护中心，影印抢救濒危珍本、孤本中医古籍1640余种；整理发布《中国中医古籍总目》；遴选351种孤本收入《中医古籍孤本大全》影印出版；开展了海外中医古籍目录调研和孤本回归工作，收集了11个国家和2个地区137个图书馆的240余种书目，基本摸清流失海外的中医古籍现状，确定国内失传的中医药古籍共有220种，复制出版海外所藏中医药古籍133种。2010年，国家财政部、国家中医药管理局设立“中医药古籍保护与利用能力建设项目”，资助整理400余种中医药古籍，并着眼于加强中医药古籍保护和研究机构建设，培养中医古籍整理研究的后备人才，全面提高中医药古籍保护与利用能力。

在此，国家中医药管理局成立了中医药古籍保护和利用专家组和项目办公室，专家组负责项目指导、咨询、质量把关，项目办公室负责实施过程的统筹协调。专家组成员对古籍整理研究具有丰富的经验，有的专家从事古籍整理研究长达70余年，深知中医药古籍整理研究的重要性、艰巨性与复杂性，履行职责认真务实。专家组从书目确定、版本选择、点校、注释等各方面，为项目实施提供了强有力的专业指导。老一辈专家的学术水平和智慧，是项目成功的重要保证。项目承担单位山东中医药大学、南京中医药大学、上海中医药大学、福建中医药大学、浙江省中医药研究院、陕西省中医药研究院、河南省中医药研究院、辽宁中医药大学、成都中医药大学及所在省市中医药管理部门精心组织，充分发挥区域间互补协作的优势，并得到承担项目出版工作的中国中医药出版社大力配合，全面推进中医药古籍保护与利用网络体系的构建和人才队伍建设，使一批有志于中医学术传承与古籍整理工作的人才凝聚在一起，研究队伍日益壮大，研究水平不断提高。

本着“抢救、保护、发掘、利用”的理念，该项目重点选择近60年未曾出版的重要古医籍，综合考虑所选古籍的保护价值、学术价值和实用价值。400余种中医药古籍涵盖了医经、基础理论、诊法、伤寒金匮、温病、本草、方书、内科、外科、女科、儿科、伤科、眼科、咽喉口齿、针灸推拿、养生、医案医话医论、医史、临证综合等门类，跨越唐、宋、金元、明以迄清末。全部古籍均按照项目办公室组织完成的行业标准《中医古籍整理规范》及《中医药古籍整理细则》进行整理校注，绝大多数中医药古籍是第一次校注出版，一批孤本、稿本、抄本更是首次整理面世。对一些重要学术问题的研究成果，则集中收录于各书的“校注说明”或“校注后记”中。

“既出书又出人”是本项目追求的目标。近年来，中医药古籍整理工作形势严峻，老一辈逐渐退出，新一代普遍存在整理研究古籍的经验不足、专业思想不坚定等问题，使中医古籍整理面临人才流失严重、青黄不接的局面。通过本项目实施，搭建平台，完善机制，培养队伍，提升能力，经过近5年的建设，锻炼了一批优秀人才，老中青三代齐聚一堂，有效地稳定了研究队伍，为中医药古籍整理工作的开展和中医文化与学术的传承提供必备的知识和人才储备。

本项目的实施与《中国古医籍整理丛书》的出版，对于加强中医药古籍文献研究队伍建设、建立古籍研究平台，提高古籍整理水平均具有积极的推动作用，对弘扬我国优秀传统文化，推进中医药继承创新，进一步发挥中医药服务民众的养生保健与防病治病作用将产生深远影响。

第九届、第十届全国人大常委会副委员长许嘉璐先生，国家卫生计生委副主任、国家中医药管理局局长、中华中医药学会会长王国强先生，我国著名医史文献专家、中国中医科学院马继兴先生在百忙之中为丛书作序，我们深表敬意和感谢。

由于参与校注整理工作的人员较多，水平不一，诸多方面尚未臻完善，希望专家、读者不吝赐教。

国家中医药管理局中医药古籍保护与利用能力建设项目办公室

二〇一四年十二月

许序

“中医”之名立，迄今不逾百年，所以冠以“中”字者，以别于“洋”与“西”也。慎思之，明辨之，斯名之出，无奈耳，或亦时人不甘泯没而特标其犹在之举也。

前此，祖传医术（今世方称为“学”）绵延数千载，救民无数；华夏屡遭时疫，皆仰之以度困厄。中华民族之未如印第安遭染殖民者所携疾病而族灭者，中医之功也。

医兴则国兴，国强则医强。百年运衰，岂但国土肢解，五千年文明亦不得全，非遭泯灭，即蒙冤扭曲。西方医学以其捷便速效，始则为传教之利器，继则以“科学”之冕畅行于中华。中医虽为内外所夹击，斥之为蒙昧，为伪医，然四亿同胞衣食不保，得获西医之益者甚寡，中医犹为人民之所赖。虽然，中国医学日益陵替，乃不可免，势使之然也。呜呼！覆巢之下安有完卵？

嗣后，国家新生，中医旋即得以重振，与西医并举，探寻结合之路。今也，中华诸多文化，自民俗、礼仪、工艺、戏曲、历史、文学，以至伦理、信仰，皆渐复起，中国医学之兴乃属必然。

迄今中医犹为国家医疗系统之辅，城市尤甚。何哉？盖一则西医赖声、光、电技术而于20世纪发展极速，中医则难见其进。二则国人惊羡西医之“立竿见影”，遂以为其事事胜于中医。然西医已自觉将入绝境：其若干医法正负效应相若，甚或负远逾于正；研究医理者，渐知人乃一整体，心、身非如中世纪所认定为二对立物，且人体亦非宇宙之中心，仅为其一小单位，与宇宙万象万物息息相关。认识至此，其已向中国医学之理念“靠拢”矣，虽彼未必知中国医学何如也。唯其不知中国医理何如，纯由其实践而有所悟，益以证中国之认识人体不为伪，亦不为玄虚。然国人知此趋向者，几人？

国医欲再现宋明清高峰，成国中主流医学，则一须继承，一须创新。继承则必深研原典，激清汰浊，复吸纳西医及我藏、蒙、维、回、苗、彝诸民族医术之精华；创新之道，在于今之科技，既用其器，亦参照其道，反思己之医理，审问之，笃行之，深化之，普及之，于普及中认知人体及环境古今之异，以建成当代国医理论。欲达于斯境，或需百年欤？予恐西医既已醒悟，若加力吸收中医精粹，促中医西医深度结合，形成21世纪之新医学，届时“制高点”将在何方？国人于此转折之机，能不忧虑而奋力乎？

予所谓深研之原典，非指一二习见之书、千古权威之作；就医界整体言之，所传所承自应为医籍之全部。盖后世名医所著，乃其秉诸前人所述，总结终生行医用药经验所得，自当已成今世、后世之要籍。

盛世修典，信然。盖典籍得修，方可言传言承。虽前此50余载已启医籍整理、出版之役，惜旋即中辍。阅20载再兴整理、出版之潮，世所罕见之要籍千余部陆续问世，洋洋大观。

今复有“中医药古籍保护与利用能力建设”之工程，集九省市专家，历经五载，董理出版自唐迄清医籍，都400余种，凡中医之基础医理、伤寒、温病及各科诊治、医案医话、推拿本草，俱涵盖之。

噫！璐既知此，能不胜其悦乎？汇集刻印医籍，自古有之，然孰与今世之盛且精也！自今而后，中国医家及患者，得览斯典，当于前人益敬而畏之矣。中华民族之屡经灾难而益蕃，乃至未来之永续，端赖之也，自今以往岂可不后出转精乎？典籍既蜂出矣，余则有望于来者。

谨序。

第九届、十届全国人大常委会副委员长

許嘉璐

二〇一四年冬

王序

中医学是中华民族在长期生产生活实践中，在与疾病作斗争中逐步形成并不断丰富发展的医学科学，是中国古代科学的瑰宝，为中华民族的繁衍昌盛作出了巨大贡献，对世界文明进步产生了积极影响。时至今日，中医学作为我国医学的特色和重要医药卫生资源，与西医学相互补充、相互促进、协调发展，共同担负着维护和促进人民健康的任务，已成为我国医药卫生事业的重要特征和显著优势。

中医药古籍在存世的中华古籍中占有相当重要的比重，不仅是中医学术传承数千年最为重要的知识载体，也是中医为中华民族繁衍昌盛发挥重要作用的历史见证。中医药典籍不仅承载着中医的学术经验，而且蕴含着中华民族优秀的思想文化，凝聚着中华民族的聪明智慧，是祖先留给我们的宝贵物质财富和精神财富。加强对中医药古籍的保护与利用，既是中医学发展的需要，也是传承中华文化的迫切要求，更是历史赋予我们的责任。

2010年，国家中医药管理局启动了中医药古籍保护与利用能力建设项目。这既是传承中医药的重要工程，也是弘扬优秀民族文化的重要举措，不仅能够全面推进中医药的有效继承和创新发展，为维护人民健康做出贡献，也能够彰显中华民族的璀璨文化，为实现中华民族伟大复兴的中国梦作出贡献。

相信这项工作一定能造福当今，嘉惠后世，福泽绵长。

国家卫生和计划生育委员会副主任

国家中医药管理局局长

中华中医药学会会长

王国强

二〇一四年十二月

马序

新中国成立以来，党和国家高度重视中医药事业发展，重视古籍的保护、整理和研究工作。自1958年始，国务院先后成立了三届古籍整理出版规划小组，分别由齐燕铭、李一氓、匡亚明担任组长，主持制订了《整理和出版古籍十年规划（1962—1972）》《古籍整理出版规划（1982—1990）》《中国古籍整理出版十年规划和“八五”计划（1991—2000）》等，而第三次规划中医药古籍整理即纳入其中。1982年9月，卫生部下发《1982—1990年中医古籍整理出版规划》，1983年1月，中医古籍整理出版办公室正式成立，保证了中医古籍整理出版规划的实施。2002年2月，《国家古籍整理出版“十五”（2001—2005）重点规划》经新闻出版署和全国古籍整理出版规划领导小组批准，颁布实施。其后，又陆续制定了国家古籍整理出版“十一五”和“十二五”重点规划。国家财政多次立项支持中国中医科学院开展针对性中医药古籍抢救保护工作，文化部在中国中医科学院图书馆专门设立全国唯一的行业古籍保护中心，国家先后投入中医药古籍保护专项经费超过3000万元，影印抢救濒危珍、善、孤本中医古籍 1640 余种，开展了海外中医古籍目录调研和孤本回归工作。2010 年，国家财政部、国家中医药管理局安排国家公共卫生专项资金，设立了“中医药古籍保护与利用能力建设项目”，这是继 1982~1986 年第一批、第二批重要中医药古籍整理之后的又一次大规模古籍整理工程，重点整理新中国成立后未曾出版的重要古籍，目标是形成并普及规范的通行本、传世本。

为保证项目的顺利实施，项目组特别成立了专家组，承担咨询和技术指导，以及古籍出版之前的审定工作。专家组中的许多成员虽逾古稀之年，但老骥伏枥，孜孜不倦，不仅对项目进行宏观指导和质量把关，更重要的是通过古籍整理，以老带新，言传身教，培养一批中医药古籍整理研究的后备人才，促进了中医药古籍保护和研究机构建设，全面提升了我国中医药古籍保护与利用能力。

作为项目组顾问之一，我深感中医药古籍保护、抢救与整理工作的重要性和紧迫性，也深知传承中医药古籍整理经验任重而道远。令人欣慰的是，在项目实施过程中，我看到了老中青三代的紧密衔接，看到了大家的坚持和努力，看到了年轻一代的成长。相信中医药古籍整理工作的将来会越来越好，中医药学的发展会越来越好。

欣喜之余，以是为序。

中国中医科学院研究员

马继兴

二〇一四年十二月

校注说明

《济世碎金方》又名《新锲王氏家传济世碎金方》，为明代王文谟撰。王文谟字继周，生卒年不详，为江右建之盱（今江西省抚州市）人。王氏出生在一个世医之家，其祖父王杏林及父亲王云泉皆通医术。《济世碎金方》即是由其祖父“秘传之方”和其父亲“经验之药”，加之王氏自己“尝取效之术，及闻江湖道中玄妙之剂”汇集而成。据该书所载，王文谟还著有《医学钩玄》《幽谷回春》《禽遁玄书》等书，但迄今未见。

《济世碎金方》全书共4卷，前三卷为正文，载王氏家传秘方千余首，包含内、外、妇、儿等各科，范围广泛。所载方剂大多先论主治，次列方药剂量及炮制，后叙制作方法及服用方法，少量方剂还记录了加减之法。这些方剂大多是简便的经验之方，鲜见中规中矩的经典方剂，方名中可见“仙方”“秘传”“祖传”“家传”等字，书中也多处出现“珍藏”“至妙”“不可轻传”“神效”等描述，突出了作者在自序中提到“真世不传之方，实为镇家之宝”的特点，为中医临床提供了前所未见的经验良方。卷四附录《秘传神仙巧术各色奇方》，主要是作者辑录大量江湖散人王武烈（仰周）、黎川散人江朝仰（惕武）等走方医所用之方术，如“喂猪方”“增豆腐法”“菜园无虫方”“白衣去墨方”等；同时还收录了众多咒禁术、魔术、投机取巧术等内容，如“追赃法”“拂字法”“作金之法”“造玉石法”等。这些方术往往不是用来治病的，只是走方医的谋生之法而已。为我们研究古代走方医发展史提供了重要的史料，值得学术界予以关注。

《济世碎金方》成书于明万历二十一年（1593），次年由闽建书林陈静宇积善堂刊刻。该书在中国已不存，仅日本国立公文书馆内阁文库藏有1594年积善堂刻本一部，以及依据该刻本转抄的日本写本一部。国家中医药管理局为抢救、保存中医药珍贵的文化遗产，将其复制回归，2002年中医古籍出版社据1594年积善堂刻本影印出版了该书。该本共分4册，第一册卷首有文林郎任广东潮州惠来县事樵阳台云郑可大“新锲王氏家传济世碎金方叙”，其后为作者自撰“家传碎金方引”，其后为目录。该本为下粗黑口，前三卷上版心为“医学秘传”，第四卷为“继周奇书”，版心刻卷数、页码，每卷单独计页，上黑鱼尾。序文每半页6行，行16至19字不等，正文每半页12行，行26字，四周单边。无扉页，书末有牌记：“万历甲午岁仲冬日吉书林积善堂静宇绣梓”。该本刻工比较拙劣，纸墨亦较差，许多字迹漫漶不清，难以辨认。

本次整理以中医古籍出版社2002年影印明万历二十二年积善堂刊本为底本，以《奇疾方》为他校本，采取以下校勘原则和体例：

1. 采用现代标点方法，对原书进行句读。

2. 原繁体竖排改为简体横排，原书中代表前后文的“右”“左”字，一律改为“上”“下”字。

3. 底本中药物异名，若属少见难懂者，出注说明。若底本中药名使用音同、音近字而不影响释名，也不影响使用习惯者，以规范药名律齐不出校，如 瘺（陋）—瘘、防丰—防风、京芥—荆芥、白蘚（先）皮—白鲜皮等。

4. 凡底本中字形属一般笔画之误，如日、曰混淆，己、已、巳不分，人、入误写者，径改不出校。底本中的异体字、古体字、俗写字，统一以规范字律齐，如乙—一、餙—饰、叅—参、挍—校等。

5. 底本中的通假字一律保留，于首见处出注说明，并征引书证。对书中难解字词加以注释。

6. 底本中不规范用词较多，若因不规范而影响文义者，如“痰涎”与“痰延”、“全蝎”与“金蝎”等，则予径改，并于首见处出注。

7. 底本中明显的错讹之处径改，不出注；凡底本引用他书之处有删节或改动，但不失原意者，不予改动。

8. 底本中模糊不清、难以辨认的文字，以虚阙号“□”按所脱字数补入；不明所脱字数，以不定虚阙号“▱”补入，并出注说明。

9. 底本因刻版不规范而致字号大小前后不一致，今按方中药物作大字，药物的剂量和制法、注释性文字作小字处理，不出注。

10. 底本目录与正文出入很大。正文方名确凿者，遵循正文；正文无方名或以主治代方名者，根据底本目录补入方名，并据校订后的正文重新编排目录。

11. 底本前三卷之首均刻有“新锲王氏家传济世碎金方”“中宪大夫南岳吴国伦发刊”“建之盱人继周王文谟传布”“闽建书林静宇陈孙安绣梓”“经验仙方”及卷一末尾“碎金方一卷终”字样，今一并删除。

12. 为方便读者阅读，今据文义适当分段。

13. 底本中怪字、怪词较多，经查词典无法解决，予以原样保留，如红铁、儿目等。

叙

医之道难言也。粤①自上古圣王为生民立命，继以医药济其夭死。若炎帝之《本草》、黄帝之《内经》，本揭日月中天而行矣，然其经旨玄奥，编简失次，传历数千余载而能窥其底蕴者，盖寮寮②焉。洎③先太父构疾④，始获接海内方士，奚啻⑤千百，类皆肤识管见，难其人矣。暨岁辛卯圣天子难保民之寄，授以潮州惠来县牧⑥。将捧新命以行，适慈帏⑦心恙，诸医靡识，方侍床褥。偶盱江继周王君过谒于予，罄折⑧而言曰："公兹彷徨，何耶？"予愀然⑨具以实告。王君愕愕曰："古倾盖⑩而托心，诗匍匐以相救⑪。不才虽冥顽不灵，亦尝游心于黄岐之术矣。况辱旧雅⑫，敢不效一得之愚于公之前乎。"遽⑬发一剂，

---

① 粤：助词。用于句首，表示审慎的语气。

② 寮寮：疑为"寥寥"。

③ 洎（jì 记）：自从。

④ 构疾：患病。

⑤ 奚啻：何止。

⑥ 县牧：州郡长官。

⑦ 慈帏：旧时母亲的代称。

⑧ 罄折：同"磬折"。曲躬如磬，表示谦恭。罄，古同"磬"，打击乐器，形状像曲尺。

⑨ 愀然：忧愁貌。

⑩ 倾盖：原意指两辆车上的伞盖靠在一起。后代指初次相遇即成莫逆之交，一见如故之意。

⑪ 匍匐以相救：出自《诗经·邶风·谷风》："凡民有丧，匍匐救之。""匍匐"，言尽力也。

⑫ 旧雅：旧谊。

⑬ 遽：赶快，疾速。

坐收全效，由是知王君堪舆①，犹邃②于医，实非方士之所可仿佛③也欤！前《医学钩玄》乃郡守南岳吴公④命工为君锓梓⑤，已缘《碎金方》未备，非所以广其传而悉其妙也。予因索其家传秘方，复锲于简端，以成前帙。王君脉脉⑥者久之，曰："世之方书，无累千百，直筐箧中物耳。不佞讵敢⑦以术自私哉？尚冀高明厘而正之，庶几仅可以冀其传于万一也已。"遂以稿毕付焉，予阅其稿作而叹曰：井井备矣！心力苦哉！尽殚是矣！诚可以为先圣之遗经，后学之筌蹄⑧也！亟宜就梓，公于天下，俾吾人之事亲者，当知医云。

文林郎任广东潮州惠来县事樵阳台云郑可大书

---

① 堪舆：堪为天道，舆为地道。此处代指风水先生。

② 邃：精通。

③ 仿佛：效法。

④ 吴公：即吴国伦（1542—1593），明湖广兴国（今湖北阳新）人，字明卿，号川楼，南岳山人，嘉靖进士。起为建宁同知，升河南左参政。有才气，尤工诗，为"后七子"之一。

⑤ 锓梓：刻板印刷。

⑥ 脉脉：凝视貌。

⑦ 讵敢：岂敢，怎敢。

⑧ 筌蹄：《庄子·外物》："荃者所以在鱼，得鱼而忘荃；蹄者所以在兔，得兔而忘蹄。"荃，一本作"筌"，捕鱼竹器；蹄，捕兔网。比喻达到目的的手段或工具。

引

窃闻千方易得，一效难求。余乃晋心斯道，盖历多霜[①]，因见近代刊刻古方尽皆藏幸，多是药品不全，等分不一，炮制弗精，咸失古方之本旨，安足望其起死回生哉？予实忧之，恒患豚儿[②]不知仁术之玄微，以讹传讹，云不误人，予弗信也。故述吾祖杏林翁秘传之方，及吾父云泉翁经验之药，并予尝取效之术，及闻江湖道中玄妙之剂，莫不剸金置币[③]而求之，以助吾儿得成济世之道。于中汤丸散末，药药合宜，方方中即，真世不传之方，实为镇家之宝。近叨[④]南岳吴君太参将《医学钩玄》已锲行矣，复蒙台云郑使君请予《碎金方》重刻，附馀于《钩玄》之次，以公天下，岂不尽善尽美矣。俯而思之，此方实费千金而得，惟冀同道养生君子宜宝惜之，莫作寻常轻视，同施济利之思，各尽孝慈之道，是吾意也。外附各色神仙妙术、巧妙奇方，另附于末，以助海内英豪之一览耳。俾临事不致眩惑，岂不怀区区之一助云。

时万历癸巳季秋之月江右建之盱人继周王文谟谨序

---

① 霜：年岁的代称。

② 豚儿：谦称自己的儿子。

③ 剸（tuán 团）金置币：花费银两。剸，割断，截断；置，废弃，舍弃。

④ 叨（tāo 涛）：犹忝，表示承受之意。常用作谦词。

目录

卷之二

卷之三

附录　继周秘传神仙巧术各色奇方卷之四

卷之首一卷

经验仙方

治痞块仙方

昔罗状元患十数年痞气，心下坚硬，状若覆杯，诸医不效，服此药一料而愈。

三棱醋炒　莪术煨　槟榔　草果去壳，各五钱　陈皮去白　青皮去白，炒　枳壳炒，各二两　山楂二两　小茴炒　甘草各用一两　砂仁　木香　针砂醋炒，各五钱　厚朴姜汁炒　苍术米泔浸，炒，各用四两

上为末，酒糊为丸，如梧仁大。每服十五丸，生姜汤下。

神效化痰丸

专治诸般咳嗽，风痰壅盛，不得倒头，立效。朱国英方。

牙皂二两　南星二两，生用，水漂七日　半夏二两，生，亦水漂七日，取粉　枳实二两，炒　薄荷二两，用叶　白附子二两，生　焰硝一两　礞石五钱　明矾一两半，飞　橘红一两半　牵牛取头末，一两半　贝母二两　白砒①二钱，入明矾内，同煅枯

上为细末，竹沥打神曲糊为丸，如绿豆大。每服三十丸，蜜汤送下，冷茶亦可。此是绝品咳方。

秘传吐泻丸

专治大人、小儿霍乱吐泻，日夜不止，服之神效。

---

① 白砒：砒霜。

石膏　滑石　甘草　龙骨　硫黄各等分

上为细末，米糊为丸，如绿豆大。每服七丸，淡茶送下。涂端宇方。

瘰疬仙方

不问已破未破，皆可服。此药甚灵，只是取功稍迟，要服至一料。

荆芥四两　苦参三两　何首乌四两　威灵仙一两，醋炒　牡蛎一两，火煅成粉　归尾三两

早米为丸，每服三钱，酒汤送下，要服一月收效。

敷药

归尾五钱　黄柏末五钱　赤葛蔸　芙蓉叶

为末，米泔水调敷。

秘传拔毒散

专治远年近日大癞风疮及棉花瘘癣，并鳝鱼浆等件恶毒诸疮，悉皆神效。此药虽贱，大有奇功，以毒攻毒，放心服之，三日见效。原因光泽吴映台在京办事传来。

单用蜈蚣一味，活捉烂擂，调酒，空心服之。不过三服即愈。如无活的，干久亦可。

若是鳝鱼浆，孔孔相穿，流脓出汁，但用蜈蚣为末，炼蜜，坚硬为条，蘸药插入孔中，自然干水，渐渐生肌，褪出药线即愈。此药线用软熟绵纸打条卷药，外用蜜搽，插入亦可。

泄泻妙方

专治小儿水泻不止，一服见效。

用白砒生，三分，用石灰、绿豆粉各八钱，共为细末，用冷水为丸，如大绿豆大。每服大人十三丸，小儿七丸，白汤送下。

陈明吾方，神效无比。

痔疮仙方

治玉茎[①]肿烂疼痛，流脓出汁，日夜不干。

频频用甘草煎水浸洗后，用羊角存性为末，每服三钱，老酒下。龚桃溪方。

治痘风[②]

手足疼痛，不能伸曲者。神效。

但用狗汁频频服之，神效。间将狗肉服之，即止痛，能伸矣。

剪惊丸

治小儿急惊风，痰涎壅盛，咳嗽潮热，手足抽掣[③]，目直，牙关紧闭等症。悉皆神效。

轻粉一字　牛胆南星五分　巴豆三十二粒，去心、衣膜，纸包，捶去油　滑石五分　青黛五钱　全蝎一钱，去头足，洗净　朱砂五分，另研　蝉蜕十四个，去头足　白附子一钱　天麻六分　僵蚕五分，炒　陈皮三钱　天竺黄五分，炒　半夏五分　麝香三分，另研

上为细末，面糊为丸，如麻子大。每服十二二[④]丸。潮热，薄荷汤下。随症各用汤引送下。

收肠散

当归　赤芍　黄连　枳壳　地榆　生地　槐角　木通　赤茯苓　甘草

① 茎：原作“胫”，据文义改。
② 风：原作“疯”，据文义改。
③ 掣：原作“製”，据文义改。
④ 二：疑为“三”。

上为散，白水煎，不拘时，空心服，突肠即收。

祖传万病回生丹

善吐顽痰，专治中风不语，一时昏闷，不省人事；小儿急慢惊风，四肢抽掣欲死者；又治咽喉风，紧闭牙关不开，痰涎涌盛，咽喉拽锯，疟疾，痰喘咳嗽；又治鸡鱼骨鲠[①]咽喉，不得上下，神效。服之一字，即吐顽痰。

此药有起死回生之功。原费谢银十两，愿刻之以公天下，养生君子万莫轻视，宝之。神效无比，云泉家宝方。

明雄黄一钱，生　胆矾一钱，生　滑石一钱，生

上为细末，大人五分，小儿三分，白汤调服，一时即吐顽痰，回生起死，转手在人，不可草草。

瘰疬仙方

甘草四分　黄芪一钱　当归一钱　天花粉六分　连翘一钱半　柴胡一钱　昆布七分　龙胆草四分　黄芩五分　玄参六分　羌活七分　牛蒡子七分　桔梗一钱　陈皮八分　升麻七分　白芍六分　薄荷四分

上为散，姜三片，水二钟，煎服。再服，加甘草节、知母、海藻服尤妙。

宝珠丸

治产后瘀血冲心，作寒作热，疼痛难当，恶露不行，服之即通，神效。

用上等真正油烟京墨，不拘多少，捶碎，入水少许，以瓦器盛之，火上温热，待冷可丸时，丸如梧实大，每服十五丸，

---

① 鲠：原作“硬”，据文义改。

神砂为衣，空心随饮送下。痛止血行，大效。

又方

用金星子蔸生擂，热酒服，即下血片，止痛如神。

下私胎方

用臭樟根，比中指长，入阴户，不过半日即下。一头要用鞋绳系定，不然入子宫伤人。至验，不可轻传，大损阴德。神效，神效。

下骨仙方

治凡人被鸡鱼等骨吞住喉中，不上不下，命在须臾，用之神效。绝妙方。

用骨见消草根为细末，每服一字，用气管吹入喉中，三五次即下。甚者用根擂醋，将竹管灌入喉中，其骨即消矣。此药不可近牙齿，若沾牙齿即落牙；此药又可消腐骨。此药叶如车前草，华①、根如灯心，即是玉簪花也。此药浑如车前草样，只是叶更尖些，梗更大些，生山谷间。

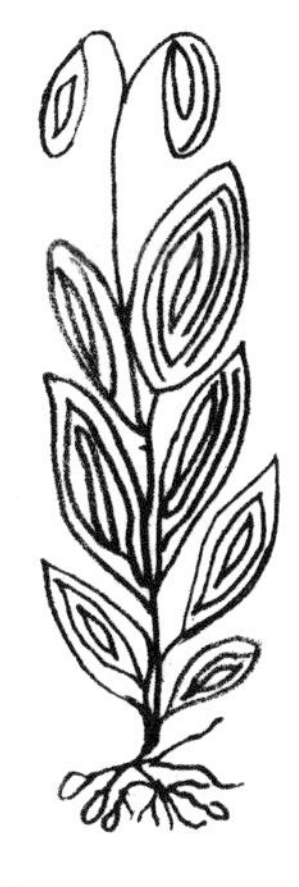

玉簪花

止鼻衄方

用破丝网巾存性为末，每服五分，好酒调服。龚正吾方。

去痣仙方

石灰五钱　地灰五钱

① 华（huā 花）：花朵。《诗·周南·桃夭》曰：“桃之夭夭，灼灼其华。”

碱[1]水随意多少，化开，用白糯米几粒，放灰上过一夜。待糯米作烂之时，将痣用三棱针针破，将烂糯米挑入痣内，待好即落。门人吴君聘方。

回生汤

治妇人产后血气作痛，寒热往来等症。

川芎　当归　白芍　白术　干姜炮　白茯苓　香附子　甘草

上为散，水煎服。

取红散

治妇人经水不通，神效。

荆芥　牡丹皮　赤芍　枳壳　肉桂　当归　川芎　甘草　马鞭草　人参　白茯苓　生地

白水煎，空心服。

如圣汤

治男、妇翻胃[2]，上实下虚者，神效。

川朴□□姜□　肉蔻一两，面裹煨，去油　青皮二钱半　木香三钱　槟榔一钱　枳壳　陈皮　桂枝　莪术　三棱[3]

姜三片，枣二枚，煎。

止红丹

治鼻无故出血。

栀子烧存性，五钱　血余存性，五钱　百草霜五钱　白鸡冠花存

---

① 碱：原作“减”，据文义改。

② 翻胃：原作“番胃”。番，用同“翻”，据本书卷一“遇仙丹”中“转食翻胃”改。

③ 三棱：此下脱剂量。

性，五钱

上为末，酒调服。

断红丹

治妇人产后血经不止者，神效。

百草霜　蒲黄炒

为末，调酒服。甚者，加金井阿胶一钱，刺服立效。

化毒丹

治男、妇肛门肿痛热毒，即愈。

防风□两　蒺藜一两　槐角一两　黄连一两　陈冬瓜皮二两

上为末，空心调酒服。为散，煎水亦可。

杖藜饮

治男、妇双脚湿肿，行步艰辛。即日见效。

羌活　独活　防风　荆芥　槟榔　木瓜　西香　楠藤①　苍术　牵牛　白芷

生姜煎，空心服。江惕吾方。

四宝丹

治大便常惯去血，神效。

黑牵牛二两，炒　大黄二两，酒炒　牛蒡子一两　白芷一两

上为末，炼蜜为丸。空心服一百丸，汤送下。

痞积仙方

专治男、妇五积六聚，肚腹疼，心胸涨满，或痞、或利、或秘，神效。

---

① 楠藤：原作“南藤”，据本书卷一“梅疮瘘癣仙方”中“楠藤”改。

雷丸二分　郁金一分七厘　沉香二分　木香二分半　丁香一分二厘　锡灰二分二厘　三棱五分　莪术五分　当归二分　大黄三分半　黑牛二分　阿魏三分，用醋浸溶

上为散，作细末，用阿魏醋打早米糊为丸，如梧实大。每服三五十丸，五更早用白汤送下，通利三五次即愈。新邑陈心宇方。

梅瘘仙方

银朱四分　朱砂四分　乳香四分　汞半分　龙骨三分半　雄黄二分　石膏一分　白砒半分　核桃二个，去壳

共为细末，香油调搽。

梅疮煎药

当归　川芎　生地　熟地　皂角子　川乌　草乌　人参　土茯苓多多

煎服，忌牛、鹅毒物，刻日见效。

搽梅癣方

胆矾　铜绿　血竭　儿茶各一钱

为末，醋调，搽患处。

又方

硫黄　青矾各一钱　砒五分

研为末，醋调搽。

梅瘘丸药

雄黄一钱五分　白砒七分，用姜汁炒过　黄丹五分　麝半分　银朱五分　朱砂三分

上为末，饭为丸，如绿豆大。皂角炒，土茯苓煎汤下。只

忌豆心，莫用。界首李前溪方。

风瘘煎药

防风　荆芥　木瓜　黄连　连翘　皂角子　皂刺　羌活　独活　生地　麻黄　薏苡仁　枸杞子　牛蒡　牛膝　□□　僵蚕　川芎　金银花　归尾　赤芍　桑寄生　蝉蜕各五分　土茯苓三两

筋骨疼痛，半水半酒煎服。

治蛊症方①

专治男、妇、小儿水蛊、气肿、血蛊，诸般蛊证皆治之。

木香一钱　丁香八分　胡椒八分　沉香八分　黑牵牛二钱半　皂角一钱半　甘遂　大黄各一钱　芫花一钱半　槟榔二钱　陈皮三钱，去白　苦葫芦三钱　泽泻　大黄各三钱

上为细末，醋糊为丸，如绿豆大。每服看人虚实加减，壮者二钱，虚者五分。初服姜汤下，五更空心；二次服，陈皮汤下；三次桑白皮汤下。要忌口，惟好食精猪肉。

云泉方

治筋骨疼痛，先用此表心而神效。

麻黄五钱　花椒五钱

煎熟热服，将被盖，汗出为度。

煎药仙方

治筋骨疼痛。

当归七钱　人参三钱　防风　连翘　木通各六钱　木瓜六钱　米仁不拘多少　皂角　金银花　白鲜皮　牛膝各六钱

用土茯苓一斤四两，一半浸酒，一半陆续煎服。

---

① 治蛊症方：此方组成有两味大黄，存疑待考。

梅瘘疼痛仙方

防风一分半　荆芥　麻黄　皂角　生地　熟地　牙硝各三分　土茯苓二两半

一日服二帖，七日后，日服三帖。神效。

梅疮搽药

铜青　枯矾各一钱　轻粉少许　扁柏取汁　冰片半分

上为末，柏汁调均，用纸开膏贴疮上，用金银花煎水，五日见效。

雷火神针

大黄三分　牵牛三分　川乌三分　草乌二分　麝香三钱　肉桂一分　威灵仙一分　细辛二分　白芷二分　商陆二分　全蝎二分　皂角二分　穿山甲三分　白附子三分　五加皮一分　斑蝥三个

上为细末，用艾打烂，包末纸裹住，灸患处。七重纸上灸七次，或五次、三次，立效。此是针水肿蛊胀的。

江惕吾方

治梅瘘，神效。

白砒一两　水银一钱　老姜五两，取汁　老鸦藠①半斤，取汁　山药半斤，生的

三味共研烂取汁。先擂烂砒，共水银入汁内，用瓦罐张将铁灯盏盖口用铁线细紧，将泥涂裹，文武火升打一炷香，香尽为度，后用原药为丸。

白砒一分半　芝麻七分　辰砂三分　雄黄四分　百草霜一钱　灵药二分

① 老鸦藠（jiào 叫）：即“薤”。

各药共为末，炼蜜为丸，做成十四个。每服二丸，白汤送下。神效无比。

内消瘰疬方

夏枯草三两　细辛一两

共为散，作五帖，水煎服。神效无比。

又方

间服五海饮

海藻　海带　海布[①]　海螵蛸　知母　贝母　防风　荆芥　牛蒡子　连翘　僵蚕　蝉蜕　蒺藜　米仁　皂刺　甘草　白芷　汉防已　羌活　蜈蚣焙干　山慈菇

上为散，水煎，酒勾起服，间服丸药。不问已破未破，悉皆神效。

拔毒断根丸

治瘰疬，不问新久，已破未破，皆可服之。

黄芩一钱六分　胆草一钱　瓜蒌仁一钱　黄柏一钱　知母一钱　贝母一钱　桔梗　昆布　海藻各一钱　柴胡八分　三棱六分　莪术六分　连翘六分　干葛六分　归尾六分　黄连六分　升麻六分　白芍四两，以此药为君，多用

上[②]为散，炼蜜半斤为丸，如梧实大。每服三十丸，饭上好酒送下。若已成瘰疬核子，又用药葫芦吸之，神效。此方系家君云泉方。

① 海布：据《古今医鉴》卷九消瘿五海饮，疑为“海昆布”。

② 上：原作“丸”，据行文体例及上下文义改。

药葫芦吸疬核仙方

白及　白敛　乳香　没药　丁香　砂仁　干姜　肉桂　陈皮　防风　荆芥　五倍子　白矾　当归　川芎　茯苓　紫金皮①　羌活　独活　漏芦　秦艽　五加皮　小茴　角茴　续断　黄芪　粉草　升麻　山慈菇　胡麻子　苏叶　桔梗　薄荷

上为粗末，将入广东小实葫芦内，用水一大瓶，煎至百沸，倾去滓，乘热气吸上。其疬先将破皮针针一大孔，然后吸上，吸出毒血即消。

干水仙方

不问梅疮、瘰疬、瘘疮、蜡烛②等发溃烂流脓，出水不干，此药服之神效。

槐花一两半　糊目一两半　倍子一两　白矾枯，五钱　金银花一两半　雄黄三钱　苦参一两半

上为细末，老米打糊为丸。每服五十丸，随饮送下。甚者加陀僧五钱，即效。

浸洗蜡烛发方

苦参　玄参　芒硝　槐花炒　血余存性　辛夷　乳香　没药　蚌壳存性

煎入自己小便浸洗，不俱次数，即好。

便毒仙方

知母　贝母　大黄　僵蚕　乳香　没药　牵牛　归尾　穿

---

① 紫金皮：即“红木香”，为五味子科长梗南五味子的根皮或根。汪连仕《采药书》始载其名。

② 蜡烛：病症名。又称“蜡烛疳”“蜡烛泻”，属疳疮的一种，指男性患下疳时久而遍溃者。出《医宗金鉴》卷六十九。

山甲炒　桃仁

上为散，煎酒服。

妇人阴疮

雄黄三钱　白矾枯，一钱

上为末，调酒服。

又方

治妇人阴疮，痒痛有虫。

用生猪肝切大片，用花椒、葱伴猪油煎干，待冷，纳入阴户中，少顷取出，再换一片新的，其虫即与肝尽出为度。再用洗药。

洗药妙方

五倍子　炮椒　苦参　葱白　明矾　蛇床子

煎水洗净后，又要用大雄鸡一只，杀死，旋取出热鸡肝一具，分作二片，乘热生用，纳入阴户中，一时，其虫都钉在鸡肝上矣。

痢疾顶串

要旋合药才不变性。

雄黄一钱　巴豆一钱，除油　砂仁五分　木香一钱

上为细末，早米打糊为丸，如梧实大。每服二十九丸。乌柏根煎汤下。

治小儿急慢惊风

朱砂一粒　轻粉一片　白僵蚕炒过，七个　蝉蜕一个　全蝎一个，炒

俱为细末，每服一分，米汤送下。

痢疾串方

初用此丸，通去积滞，大有奇功，但此药要旋做，久了无力。

雄黄一钱　巴豆一钱，去油　砂仁五分　木香一钱

上为细末，老米饭为丸，如绿豆大。每服二十九丸，乌桕树根煎汤送下。

治咳嗽顶方

款花①二两，醋浸　鹅管石一两，煅，醋淬　禹余粮　沉香各二钱　桂心五分　白矾五分，枯　钟乳粉五钱　粉草二钱　鸦片五厘

上为细末。每服三分，陈茶送下。

咳嗽煎药

当归酒浸　半夏米泔浸　粟壳酒炒　知母酒煮　贝母生　阿胶炒

上为散，姜三片，煎服。

家传神效滚痰丸

半夏二两　陈皮二两　甘草七钱　白附子一两　南星一两，姜制　沉香五钱　当归二两　黄芩一两半　白石膏一两，煅　川芎二两　小茴一两　五倍子五钱　枳壳二两　天麻一两　枸杞二两　杜仲二两，炒　人参五钱　茯神二两　灵朱二钱　天门冬二两　薄荷一两　茯苓二两　礞石二两，火煅，水飞　菟丝子二两，炆②过，作饼，焙了

上为细末，皂角打糊为丸，如绿豆大。每服三五十丸，桑白皮汤下。

---

① 款花：即款冬花。

② 炆：用微火炖。

牙痛方

用升麻三钱　甘草一钱半　石膏三钱半　黄柏三钱

上为散，先煎服，后用大戟一味，存性，擦。

拈痛散

治远年近日生过棉花①、杨梅等疮，结毒五年十年，烂见骨者，起疱疼痛，行步艰难，七日见效如神。

防风　荆芥　连翘　皂角　麻黄　生地　熟地　牙硝

共为细末，用土茯苓二两半，每日服二帖。此方不可轻传与人。临川饶九州传，累用得效。

五雷水火丹

治症同前。

青矾　白盐　白矾　牙硝各五钱　水银二钱

用银罐一个，将药研烂，放在罐内。用铁线扎住，用阴阳火升炼一炷官香为度。饭糊为丸，如绿豆大。每服五丸，枣肉包吞，白汤送下。药有二钱，分作十服，每服五丸，神效无比。

绝妙杨梅疮丸

细茶一两　槐花一两二钱　牙硝五钱　盐五钱，炒　水银一钱半

共为细末，早米糊为丸，如梧子大。每服一钱，空心茶汤下。

又方

防风　麻黄　牙硝少许　花椒　连翘　皂角

每服用精猪肉二两，土茯苓四两，同煎服。

① 棉花：即棉花疮，也称杨梅疮，出《疡医准绳》卷五。

又方

防风　荆芥　羌活　独活　牛膝　蒺藜　皂子　当归　川芎　米仁　牙硝少许　胡麻子　牛蒡子各一两　秦艽八钱　白鲜皮　金银花　杜仲　赤芍各一两

上为散，土茯苓四两，煎服。

咳嗽顶方

男、妇新久嗽咳皆可服之。

陈皮　半夏　甘草　木通　车前　桔梗　南星　连翘　白附子　乌梅　石膏　黄连　杏仁　枳壳　枳实

上为散，姜三片，桑白皮煎服。

梅疮瘘癣仙方

五加皮五分　益智仁五分　当归八分　防风　金银花　木瓜　川木通　牙硝　青藤　楠藤各五分　大腹皮　白鲜皮各七分　麻黄三钱半　陈皮三分　枸杞子　牛蒡子　川芎　米仁　土茯苓三两　半夏用生姜煮过

筋骨痛加乳香、没药五分，空心煎酒服，十帖见效。

梅疮成瘘仙方

用牛粪晒干为末，水调成饼，如疮大，盖在面上，用艾灸①之，痛止则扫去之，神效。

轻漏者：用粉口川椒炒过，每日用茶吞下一撮粉，即去矣。

秘传偏头风顶方

川芎　石膏　牙硝各三钱　雄黄一钱　乳香一钱　羌活　藿

① 灸：原作“冬”，据文义改。

香　甘松各五分

上为细末，口含清水，将药末二分吹入鼻中，然后漱出口内水，大有奇功。

秘传蛊肿仙方

人参　杏仁　花椒各五分　土狗七个　大戟七钱　甘遂七钱　陈皮去白，□两　商陆七钱　京墨七钱　南木香五钱　芫花七钱

共为细末，醋打糊为丸，如梧实大，每服五十丸。一消头，用生姜又白皮煎汤送下；二消胸中、心头，用姜、桑白皮、萝卜子炒过，煎汤下；三消肚脚，木瓜、牛膝煎汤下。

缚脐取水方

硫黄五钱　水银一钱　江子四两，去壳，带油捶烂为饼

绵布包定，贴脐上，缚过对周时，大小便即出如泉，即消。

小儿惊风上上妙方

不问大人小儿，痰涎壅盛，咽喉拽锯，眼直及单蛾双蛾，气盛痰壅，出声不得，悉皆神效。

雄黄二钱　胆矾二钱　滑石二钱

共为细末，大人五分，小儿三分。温汤调服，即吐痰涎，立安。后再随证服煎药。此方又可截疟，又可治大结胸痰盛，悉皆神效。

秘传隔食仙方

隔食翻胃疾极沉，牡蛎枯矾抵万金，砂糖为使服一次，免君愁闷解忧心。

牡蛎一两，火煅，醋碎，水飞　枯矾少许

上为细末，砂糖少许，调服五分，神效。甚者服一钱。

四时伤寒仙方

治无汗，服之大汗如雨。

独蒜一个　樟脑□钱　麝香半钱

共捣成丸，敷脐上，汗立出如泉。

化毒仙丹

治穿肠痔漏，二十四种恶痔等，杨梅，悉皆神效。

蟾酥五分　朱砂一钱　雄黄一钱　乳香一钱半　没药一钱半　丁香二钱　草乌三钱，用姜汁煮过心，不见铁器　海蛘十二个，去甲，俗名沙鸡，用笔管盛，焙干

各为末，或为丸，牙皂、土茯苓汤送下。每日用一分药末，早米打糊为丸。如痔漏臁疮，米汤下；如毒疮及筋骨痛，去海蛘加蜈蚣为妙。此方与众不同，专治痔漏，大有神功。如棉花疮，筋骨酸痛者，削草除根，神效无比。

蛊肿仙方

川大黄一斤，酒浸，饭上蒸①过，取出晒干为末，听用　槟榔一斤，为末，听用　黑白牵牛二斤，为末，听用　甘草半斤，蜜水拌，温纸卷煨，为末，听用

春属木，用大黄九分四厘，槟榔九分四厘，甘草六分五厘；夏用大黄六分三厘，槟榔九分三厘，牵牛九分二厘，甘草二分半；秋属金，用大黄二分半，槟榔六分半，牵牛六分三厘，甘草六分三厘；冬季同春。

此药能治十肿五膈，嗽咳痰火，九雷瘰疬，妇人赤白带下，诸蛊恶疮，左瘫右痪，半身不遂，双脚不能行动，头疼、腹痛、

① 蒸：原作“药”，据文义改。

心疼，两肠①刺痛，男、妇痞块，血块，气积，滚汤送下，立效如神。法水②为丸，每服三钱。五更时，葱汤下。

神应丹

治风脚疼痛不可忍者，神效。

石膏　暗松节　五加皮　虎胫骨酥炙　自然铜各一两　草乌五钱，炮　川乌五钱，炮　乳香　没药各三钱　羌活五钱

共为细末，每服三钱，好酒送下。

脚气仙方

麻黄三两　白僵蚕三两　乳香　没药各五钱，去油

共为细末，每服五钱，空心好酒送下。

蛊肿仙方

商陆　水粉各一两　土狗七个

共捶烂，子午时敷百罗穴及肚脐眼，耳内即出水如泉矣。随时进药。百罗穴在大椎下。

通经顶方

女子闭经，男人蓄血，肚腹疼痛，跌扑打伤，悉皆神效。

大黄五钱　当归三分　羌活三分　独活五分　桑白皮三钱　槟榔一钱　甘草五分　桃仁四十九个　赤芍七分　三棱一钱　莪术一钱　红花□钱　苏木□钱　乳香五分　没药五分

白水煎服，立效。

立效方

腰膝疼痛不能忍者，神效。

---

① 两肠：疑为“两胁”。

② 法水：道士、巫师自诩能除病驱邪的水。

苍术　羌活　防风　防己　杜仲　薏苡仁　五加皮　生地　当归　牛膝　木瓜　天麻　麻黄　石斛　乌药各等一分

上为散，姜三片，煎服。有痰加南星、小茴；有湿热加黄连。

喉风活法

一斗底风，原在肚内起，要用药吊起痰来，方可进药。若无痰者，即用通药，方可吹末药；不能言者，用灯心灰入吹药内吹。

喉风吹药

熊胆　青鱼胆内放硼砂，阴干　甘草各一钱　玛瑙五分　片脑二分　石膏五分　珍珠二钱　雌雄黄各五分，男用雄，女用雌　檀香一钱　胡连①五分　儿茶　乳香各三分　硼砂三分　露蜂房二钱　土蜂薮②水澄过，三钱　竹粉三钱　百草霜五钱　连翘五钱

先用吹药行痰：

白矾五分　硼砂五分　紫金皮二钱　胆矾三分

上为末，吹入喉中，即吐痰。甚者，加常山末五分。后服煎药。

喉风煎药

升麻　荆芥　黄芩　黄连　甘草　桔梗　防风　玄参　黄柏

大便秘结，加大黄。

---

① 胡连：即胡黄连。

② 薮（còu 凑）：蜂巢。

秃鸡丸

四川太守，年七十无子，服此药，其妻生三子。太守房事胜常，妻知此药功倍，每日阴户疼痛，却将此药抛洒于地，被一鸡公食之，每日押鸡母三五十次，致鸡母头上毛皆秃矣，故名曰秃鸡丸。

肉苁蓉酒浸　菟丝子酒炆　蛇床子　五味子　远志　莲叶　木香　山药　沉香　益智各一两

上为细末，炼为丸，如梧实大。每服三十九丸，空心酒汤送下。

痢疾仙方

白砒一钱　精猪肉二片，夹住信[①]在内，火上炙过，黑色，去肉留信用

黄蜡为丸，服三厘，白汤送下，神效无比。盖砒有厚肠之功。

解毒汤

治疳疮臭烂，神效。

轻粉五分，用白叶乘，制过　儿茶三分　旧牙骨三分，存性为末，拌色

后服煎药：当归　车前　牵牛　黄连　滑石　木通　花粉　木鳖　荆芥　赤芍　薄荷　甘草　独活　大黄少许

后再用羊角存性，每服三钱，好酒调下即愈。

痞气仙方

使君子　桔梗　苍术　灵脂　羌活　独活　防风　荆芥

① 信：信石的简称，指砒霜。

乳香　没药　三棱　莪术　蜈蚣一条

好酒煎服。

解毒汤

治诸般疮毒。

赤芍　薏苡仁　皂刺　白鲜皮　防风　荆芥　木通　金银花　黄连　连翘　蝉蜕　山慈菇　胡麻子　牛蒡子　蒺藜　羌活　独活　苍术　生地　穿山甲　乳香　没药　蛇床子

白水煎服。

治小儿慢惊泄泻不止方

当归炒　川芎　白术炒　茯苓　人参　肉桂用便炒　干姜　丁香　砂仁

白水煎服，加枣一个，煎后服。和脾暖胃之药，疏风化痰之剂。活亦在人，笔难尽意。

金针散

专治男、妇腰痛不能屈伸者，效，神效。此方系贵溪方士传。

牙皂一钱　藜芦　雄黄　细辛　石膏　甘草　川芎各五分

上为细末，令患者仰卧，将药一□，吹入鼻中，即止。万金不传之妙。

牛黄镇惊丸

专治小儿风痫迷闷，手足抽掣，痰涎涌盛，潮热，悉皆神效。

胆星　全蝎　蝉蜕二钱半　防风三钱　牛黄五分　白附子三个　僵蚕　天麻各三钱　麝香半分　水银五分

上为细末，煮枣肉，和水银同研极细，吹入前件药末，为丸如绿豆大。每服三五丸，荆芥、生姜汤送下。

蛇黄镇惊丸

专治小儿惊风，手足颤作，痰涎拽锯者，神效。

茯神　铁粉　远志去心，姜制　紫石火煅，醋淬为末，水飞　人参　琥珀　滑石　蛇黄火煅，醋淬　南星泡，各一钱半　龙脑　熊胆各半分　轻粉三分

上为细末，炼蜜丸，如梧实大，朱砂为衣。每服三五丸，薄荷、金银器煎汤。

祖传断惊丸

专治小儿诸般惊痫，痰盛气粗，手足振作，神效。

皂角三挺，去皮，捶碎，水浸取汁，滤①过，磁器内熬成膏　白矾枯，一两半　蝎稍炒　僵虫　雄黄　朱砂　白②附子各半两　麝香一钱　乌蛇肉酒炙，二钱半　南星　赤脚蜈蚣一③条，酒炙

上为末，水煮半夏糊及前项皂角膏为丸，梧实大。每服三五丸，姜汤磨化服，立愈。

大芦荟丸

专治小儿诸疳久积，杀虫和脾，止泻如神，效不能述。

胡黄连　鸡距连④　芦荟　芜荑　木香　倍子炒　青皮　使君子　雷丸白者佳，黑者杀人　鹤虱炒，以上各半两　麝香钱半

上为细末，面糊为丸，如绿豆大。每服二十丸，米汤送下。

---

① 滤：原书漫漶不清，据《仁斋直指方论》卷二“断痫丸”补。

② 白：原书漫漶不清，据《仁斋直指方论》卷二“断痫丸”补。

③ 一：原书漫漶不清，据《仁斋直指方论》卷二“断痫丸”补。

④ 鸡距连：疑为“鸡爪连”。《中华本草》载“鸡爪连”为“翻白草”在江西一带的异名。江西《草药手册》亦有翻白草治疗小儿疳积的记载。

牡蛎散

专治小儿外肾肿大，阳物透明，神效。

左顾牡蛎二钱　干地龙一钱

上为细末，津液[①]调付[②]，外肾即消；热者，鸡子清调付肿处。

万金牛黄丸

专治小儿一切惊风、五痫、天吊客忤、痰涎涌盛，四肢曲掣者。

白花蛇酒浸，炙　白附子　全蝎　川乌各半两，生用　天麻　薄荷叶各半两，以上六味为末　再入雄黄三钱　辰砂三钱　牛黄一钱　麝香　冰片各半分

上为末，一处和均。麻黄二两，去节，水煎成膏，去麻黄，入蜜少许为丸，如弹子大，金箔为衣。每服二丸，薄荷汤下，大能发散风邪。

金钩藤散

专治小儿惊风、天吊，卒然惊悸，眼目翻腾，神效。

钩藤炒，二分　麻黄去节　甘草炙，各三分　天麻　川芎　防风　人参各七分　全蝎去毒，炒，五分　白附子

上为末，每服一钱，姜汤调下。

青黛丸

专治小儿天吊客忤，五疳八痫，十二种惊痫，悉皆神效。

---

① 液：原作"腋"，据文义改。

② 付：同"敷"。《类说·纪异记》曰："瓶中有药如膏，曰：'以此付之即瘥'。如其言付，果愈。"

干虾蟆一个，黄泥包裹，煅至赤，去泥　蜗牛　黄连　人参　青黛　天竺黄　地龙　钩藤炒　胆草各一钱半　芦荟　熊胆各半钱　牛黄一钱　麝香　雄黄　丹砂各一钱　夜明砂　胡黄连各三钱

上为细末，面糊为丸，如麻子大，一岁三丸，米汤送下。

神窍通经丸

专治妇人、室女经水不通，腹肚疼痛，或血瘕等症。神效。

桂心　青皮去穰　大黄煨　川椒去开目者及子　干姜泡　蓬术煨　鲜红花　干漆炒净烟　芫花[1]　当归　桃仁炒　玄胡子　牡丹皮各等

如法，上为细末，十分为率，四分用米醋熬成膏，和前末为丸，如梧实大。每服三十丸，空心淡醋汤送下。

飞雪散

专治男、妇梅疮臭瘘，筋骨疼痛者。神效。

防风一分半　生地一分半　雄黄一分半　麻黄一分半　连翘一分　蒺藜一分　芒硝半分　樟脑半分　牙硝一分，生　陀僧半分

每服加炒过土茯苓一两，酒煎服。先用鹤虱煎水洗疮，后用白鲜皮草代炆醋熏。

又方

防风　荆芥各一两　威灵仙　木通　木瓜　川芎　当归　生地　白芍　黄芪　皂角各一两　人参　茯苓各二钱

有热，加土茯苓二两，水三碗，煎至二碗，空心服。老年之人及老疮，方服此药。

---

① 芫花：原作“芫元”，无此药。据此方主治，当以芫花为是。

化毒丸

治症在前，先服草龙胆散，不用防风通圣散。此毒起自肝经，故以泻肝为先。

龙胆草炒　车前　栀子　归尾　甘草　木通　泽泻　地黄　黄芩

白水煎服。

紫金丸

同前。

轻粉二钱，新瓦上炒黄色，使不攻口，又制去毒①，用陈醋煮，无毒可服　花蛇三钱，炙　雄黄五分　蜈蚣二条，醋炙　麝香三厘　朱砂一钱　儿茶一钱　石中黄□钱

上为细末，晚米饭为丸，如梧实大。每服三丸，人盛者五丸，鱼汤送下，或酒亦可。此方切不可乱传，神效有功。

飞身散

专治男、妇脚气、风脚，日夜疼痛不住者。神效。

威灵仙一斤，石臼捣粉　川牛膝一斤，熬膏　苍术米泔浸一宿，炒黄，四两　黄柏炒，四两　真防己四两　当归四两　槟榔二两　薏苡仁二两　防风二两

上为末，牛膝为丸，梧实大。每服五十丸，空心温酒木瓜汤送下。先服二十四味香如散及槟榔苏散，神速，神速。

八宝丹

是点眼药。

硼砂二钱，石制　珍珠二分，匙刮　乳香二分半　血竭一分　辰

---

① 毒：原脱，据文义补。

砂一分　琥珀一分，盐药制　麝香半分　螵蛸二分　没药二分　甘石三黄汤煅过，水飞，二钱　玄明粉二钱　雄黄半分

上共为极细末听用，不问虚眼、翳障，皆可点。

三花散

专治男、妇热眼，红肿如桃，不能开者。神效。

玄明粉五钱　牙硝一钱　雄黄五厘　冰片五厘　麝香三厘

上为细末，收贮听用。

又方

大硼砂一钱　冰片一分

上为末，点入目，至冷如冰矣，自不疼痛。

二龙夺珠散

专治男、妇、小儿眼生白翳遮睛，此因痰积，吹之神效。

苦丁香四枚，即瓜蒂　朱砂三分　狸麝五分　片脑五厘　轻粉三厘

上为细末，右有吹左，左有吹右，吹入鼻中，不过五七次即去，神效。

夺红散

专治妇人月经停积，腹中疼痛者。神效。

红花　苏木　三棱醋煮　归尾　菴䕡[1]　莪术醋煮　野苎根　牛膝　大黄　桃仁　木香　香附便煮，各等一分　刘寄奴

上为散，白水煎，空心服；或半水半酒煎。日前先服调血顺气之药，神效，神效。

---

① 菴䕡（ānlǘ 安驴）：中药名，始载于《神农本草经》，为多年生草本菊科植物，功效行瘀通经祛湿。

劫痨散

专治男妇老少久年咳嗽、喉中腥臭，皆因风寒饥饱，酒色相伤。有伤肺胃，心肾不交，致使失音，遇午生潮，心胸痞寒，鞠①吐白涎，形容黄瘦，手足酸疼。治法宜清肺窍，生血助脾化痰为先。自汗、音绝、脉洪数者死，沉细者可救，万无一失，累效如神。先君云泉翁曾活千人矣。

人参三钱　当归三钱　扁杏仁五钱　葶苈炒，五钱　大南星制过，三钱　薄荷五钱　熟地三钱　粟壳蜜炒，五钱　白芍五钱　五味三钱　门冬三钱，去心　腹皮三钱　枳壳三钱　款花五钱　生地五钱　黄芪蜜水炙，三钱　苑铃五钱　贝母三钱　知母三钱　甘草三钱　沉香五钱　木香五分　百部三钱　白矾枯，二钱

上为散，姜三片，茅根、桑白皮煎服。后服灵砂感应丸或五色利惊丸，随症加减，在人活法。

家传夺红丸

专治妇人、室女或产后经水久闭，脐腹疼痛及有气块，诸医不效者，服之不过三五服，即通血片。如神，甚妙。

大半夏泡七次，二钱半　北胡五钱　黄芩五钱　人参五钱　甘草三钱　刘寄奴五钱　凌霄花三钱　没药三钱　青木香

上为散，白水煎，空心服。一方有枳壳、木香、桃仁、干漆等件。

玉屑丹

专治男子疳疮，妇人阴蚀，痒痛不奈者。神效。

---

① 鞠：多。《诗·小雅·节南山》：“昊天不傭，降此鞠讻。”毛传：“鞠，盈也。”郑玄笺：“盈，犹多也。”

五倍子五钱，将白矾二钱，入在肚中，火煅赤　血余存性，五钱　轻粉一钱　片脑一分　儿茶一钱　雄黄五钱　苦参末，五钱　黄柏末，五钱　硼砂三分

上为细末，将胆汁调搽，有水干炒。

洗药：

防风　荆芥　水柳　花椒　葱白　生姜

煎水频洗，旋入猪胆汁一个在内，神效。

妙人散

专治妇人胎前、产后一切血气不调，脐腹疼痛者。神效，神效。

玄胡子五钱　血余灰五钱，要少壮者为佳

上为细末，每服一钱，小茴香酒送下。不过三服，其效如神。或服黑虎丸，尤妙。

推气丸

专治妇人诸般杂症，心腹疼痛，遍身疼痛者。神效。

灵脂五钱　巴豆四十九粒，去油　胡椒四十九粒

上为细末，滴水为丸，如绿豆大。每服五十丸，随意汤水送下。

断红丹

专治男、妇吐血便血不止者。神效。不过二服。

亥柏叶①焙干　人参一两，焙干　百合五钱

上为细末，每服三钱。旋入飞罗白面②三钱，打和，用新

① 亥柏叶：疑为“侧柏叶”。存疑待考。

② 飞罗白面：磨面时飞落下来混有尘土的面。

汲井花水调如稀糊，啜吃。血如涌泉，不过三服。后进茯苓补心汤。

又方

用百草霜三钱，研如细粉，浓米饮调下，二三次见效，如神。

又方

于三月时分收取芰柴花①，阴干为末，每服一钱，茅花汤送下，茅根汤亦可。

茯苓补心汤

治心气虚耗，不能藏血，面色萎黄，五心烦热，咳嗽呕红，及妇人怀孕恶阻，停痰呕血，吐血，并宜之，即愈。

半夏　前胡　紫苏　白苓　人参　枳壳炒　桔梗　甘草炙　干葛各五钱，孕妇用家葛　当归一两三钱　川芎三钱　陈皮　白芍各二两　熟地黄一两半

上为散，姜②三片，枣一枚，煎，空心服。

消痞法

用独头蒜三斤，捣烂如泥。先将薄薄绵纸贴在患处，宽些。将前蒜敷在纸上，每将粗纸数重贴上，再将新绵布缚扎二转，一对昼解下。去了其蒜，觉患处甚痛，秽气在口鼻中出，不可闻。再将绵纸依前法，将黄泥及取螺蛳十余个，一同捣烂，依法贴上，次日解去，病根愈矣。后服助脾安肾化痰之药，神效。

---

① 芰柴花：所指不详，存疑待考。

② 姜：原脱，据《女科秘要》卷三“茯苓补心汤”补。

遇仙丹

此药原是王经略[①]因开通年间任广东安抚，在任忽沾山岚瘴气，肚腹胀满，无药可治，遍榜招医。有一道士揭榜，云能医治，遂付药一帖，服之即取下虫一条，形如蛇状，长三尺余。留下此方，实济世之珍宝也。再三嘱曰："汝当代吾救济苍生。"言讫，腾空而去，其疾遂愈。传得此方，留传万代。凡世人受病，皆因饮食过伤生冷，酒色过多，以致心胸胀满，呕恶吐酸，面目萎黄，不进饮食，或成气块。得病之初，小若秋毫，日久则成大患，重如山岳，惟此药能治。男、妇五劳七伤，山岚瘴气，水肿黄肿，腹胀，脾胃呕逆，五脏六腑之疾，齁船[②]哮吼，痰涎涌盛，咳嗽等疾，酒食茶积，气块痞症，十膈五噎，转食翻胃，泄泻肠鸣，肠风痔瘘，痢疾积热，上攻头目，疮癞肿痛，小便淋滴；妇人血气，蛊肿，寒热往来，肌肤瘦损，面色萎黄，月水不调，赤白带下，鬼胎客忤，产后诸般疾病；小儿五疳蛊积，误吞铜铁、恶毒等物，并皆治之。此药每服三钱，随症各引。五更鸡鸣时，冷清茶送下。即时利下，或虫、或积、或如鱼冻、或如烂瓜、或五色等物，或一次未见虫积，二三次即见病根。有积除积，有气消气，有虫取虫，有块消块，方见此药之神也。若病尚浅，一服见效。病根若深，再服一次，病根即除矣。此药便于四时，春宣不生疮瘘痈疽，夏宣不生热疾，秋宣不生痰饮痢疟，冬宣不生咳嗽伤寒。寒邪即散，不成瘟也。四时功效，不可胜言，此仙丹之秘也，用之靡不周全。此药性

① 经略：原作"经历"，据《古今医统大全》卷九十三"经验秘方"改。经略，官名。南北朝时曾设经略之职，唐初边州置经略使，宋置经略安抚使，掌一路民兵之事，皆简称"经略"。

② 齁船（hōushà）：鼻息声。

不多，又且温和，不动元阳正气，不损五脏，不伤阴血，此又药之神者也。但孕妇不可服。小儿一钱五分，宜至诚修合，功成则羽化而成仙矣。继周再补。

有诗为证：传来方外仙人术，活尽寰中百病人。能逐恶虫并痼疾，继周端的不虚陈。

药品于后：

黑牵牛十四两，半生半炒，取头末十两　茵陈一斤，酒浸，炒，取干末五两　杏仁一两五钱，去皮尖，取干末一两　槟榔七两，生用，取末五两　三棱一两八钱，醋煮一宿，取干末一两　莪术三两，醋煮一宿，焙干，取末二两　牙皂三两，二两取末，一两①煮水打糊　朱砂三钱，为衣

随症各汤引于下。上为末，皂角水打面糊为丸，如梧实大，朱砂为衣。人盛者五钱，中等三钱为率。腹鸣膨胀疼痛，用赤芍煎汤下；吐血，生地黄煎汤下；闭结，火麻子枳实煎汤下；小便不通及血，琥珀木通汤下；血气刺痛，防风乳香汤下；恶痢，霜梅②汤下；寒热头痛，柴胡川芎汤下；攻注脾肿，荆芥萝卜汤下；如常腹痛，香附百草霜汤下；腰腿疼，故纸胡桃□□茴香汤下；吐呕不食，丁香木香生地黄汤下；血气涌心，净烟青皮干七③汤下。

百病各汤引同五色利惊丸的，可以共用，神效无比。珍藏，珍藏。

消铁散

专治男、妇腹中有痞块，大如杯者，神效。

---

① 一两：此后衍“一两”，据文义删。

② 霜梅：中药“白梅”的异名，始见于《世医得效方》。蔷薇科植物梅的果实经盐渍而成，因表面形成一层白霜而得名。

③ 干七：疑为“干漆”之误。

俗名虎俚，能动。但去家茶树蔸下寻，有虫在树根下作管者，入土五寸，必有一虫，状如蜘蛛，活捉，收入笔筒，不拘多少。临用以三五枚，五更时空心用热酒擂服。不久者，如前寻取，服三五朝；日久者，服七朝，要尽七七四十九个虫方效。此方不可轻传，神效。用斑竹蔸下的犹妙。

解人言①法

凡人服信石将危者，神效。

用杉树嫩梢，不拘多少，擂水频服，即解。

绛珠丸

专治妇人无子。昔日方天官遍求诸医，百无一验，或云风水无之，或云命运无之，遂又云妇女无之，众论纷纷，遂止其志。一日，遇一异人，身如古柏，鹤发童颜，因见方时美为官清正，敬进一方，奇妙如响，药品不多，又不为僭，遂与合丸一剂，与之食。有妾年二十七，无子，服药二十七日便有孕。残药又与同僚秋侍郎妻，年二十四②岁，无子，已断产十六年，服药一月便有孕。又将余药与危检讨③妻，年四十，无子，服药四十日，遂有孕。其方至验如响，但不可轻与无德之人，虽有子，亦是夭折。原系郭希颜传至，授与家君云泉，以为济生之宝。敬之，敬之。

秦艽　桂心　杜仲　防风　厚朴各三分，净　附子生　白茯苓各一两半　白薇　干姜　沙参　牛膝　半夏各五钱　人参一两

① 人言：指砒石。明·李时珍《本草纲目》石部第十卷“砒石”条：“砒，性猛如貔，故名。惟出信州，故人呼为信石；而又隐信字为人言。”

② 二十四：疑有误。据上下文义，疑为“三十四”。

③ 检讨：官名。掌修国史。

细辛一两一分

上俱生碾为细末，炼蜜为丸，如绿豆大。每服三十丸，空心米汤送下。未效再加数丸。已觉有孕，便不可服。余药又可授与淑人。

劫痨散

专治男子五劳七伤，午生潮热，咳嗽不止，痰涎涌盛，服之神效。界首李前溪传。

甘草炙，二分　黄芩四分　知母六分　干葛四分　生地黄四分　艮葫[1]四分　薄荷二分　赤茯苓二分　胡黄连二分　地骨皮四分　马兜铃四分　贝母四分　杏仁四分　桃仁四分　麦门冬四分

上为散，姜一片，麦子煎，不拘时服。

法制广陈皮歌

内府法制广陈皮，止咳生津润肺宜。善治三焦邪火盛，多年痨咳悉皆医。

广陈皮一斤半　桔梗四两　枳壳四两

俱净，水煎十余碗，浸陈皮至涨，去白，一半略去，斫成丝，听用。

当归二两，净　麦门冬四两，净　粉草二两　青盐二两，净

用水六碗，煎作三碗；又用水四碗，煎作二碗；又用水二碗，煎作一碗。共六碗，作一处，每次用一碗，拌陈皮丝，晒干，水尽为度。以竹滴[2]半碗，生姜自然汁半碗，共和一碗，入铜锅内煎热，急投玄明粉末五钱、硼砂五钱，镕化，急用拌陈皮丝晒干，用真蜜半斤，白糖霜一两，入铜□内溶化，入陈

① 艮葫：疑为“银胡”（银柴胡）之俗写。

② 竹滴：即“竹沥”。

皮丝，乘热拌匀，取起，入甑蒸一炷官香，取起，收贮听用。

金风散

专治杨梅痿癣，新旧皆效。以后数方，俱系郭希颜传与云泉翁经验的。

胆矾一两　明矾一两　水银二两

二矾不着铁器，石钵中研极细末，和匀并作一分。制不许妇人鸡犬等见。水银另作一分，瓦罐内各贮，视人强弱，用药多寡。如极壮①盛者，其矾多不过五钱；极虚弱者，不过三钱，三日三次，俱于午前擦之，次日每日减一钱。其水银一分，如数渐减，同矾入瓷盏内，将麻油用竹片搅如糊，使水银一星不见，与矾为一色可罢。视疮上下体，多寡中尽，为大小半。如上体多，用大半于手；下体多，用大半于足。先将右手掠药抹左足心，以左手掠药抹右足心，两手轮流交相递换。患者无力，令人代之，尽其半药，用纸裹足，以衾覆下而坐，然后自左手心以及右手心轮流而擦足。法以多擦为尚，药无尽。仰卧覆被，操手掩脐，帕裹其额，随天炎凉，用被厚薄，视人强弱，取汗多寡。次二日亦然。一日三餐，止许一味淡泊粥，虽一菜亦不可用荤②，虽择静室所，密③设榻下帷，不许透风水火，饮食俱在帷内。如口齿发疮出涎，用清茶或绿豆汤漱吐，三日后其疮自干，脱靥，煎汤熏洗。人虚弱者，则间一日用。

洗药

石菖蒲　何首乌　荆芥　苦参　刘寄奴　威灵仙　桔梗

① 壮：原作“肚”，形近而误，据文义改。

② 荤：原作“晕”，形近而误，据文义改。

③ 密：原作“蜜”，据文义改。

甘草

上八味，各三两，不犯铁器，石捣为散。用水二斗，砂锅内煎成一斗半，烧二鹅卵石在傍预备。用芦苇围木盆上，置一角，倾汤，出入随即掩之。患者坐盆上，汤稍缓，避于盆傍，将前烧红石投，使汤气发，仍坐盆熏蒸透彻，汤可入手，用巾布淋洗，净拭易衣。床榻、铺盖俱不可用旧者，又忌羊肉、烧酒百日，大抵此药功在流涎发汗、腹泻积旧。曾投轻粉毒者，亦并去之。真仙方也。

又方

凡患此疮者，先服黄连解毒汤，三日具疮愈。发，再将防风通圣散倍①加穿山甲、木鳖子煎服三四碗，热服，至出臭汗为度。服事人要先吃苏酒，使不相掩。又用乌骨鸭，肉肥壮白鸭一只，莫与水食，饿一日后，用轻粉一钱调酒，或伴谷亦可，与白鸭子吃，少刻看毛落尽，即杀。白鸭煮熟，将好酒时常送服，虽要尽吃，鸭骨亦要焙焦为末，调酒服后，一七疮黑，二七即干，又有吃药方。至妙，至妙，不可轻传。

薏苡仁　归尾　白鲜皮　金银花　人参各三两　甘草一两　木通　木瓜各三两　花椒□两半　皂角每服少许　防风二两　土茯苓五斤

煎服。遇空心或渴时，频频吃。忌茶、鱼、醋、酒。四七后，只②忌茶与鲢鱼、油面。

搽药

人言一分，红取听用，火煅过　白矾枯，三分　硫黄七分　片脑三

---

① 倍：原作“陪”，形近而误，据文义改。

② 只：原作“衹”，据文义改。

厘　朱砂三厘　轻粉一分　儿茶一分

上为细末，麻油调搽。

又方

槐花半升，炒至褐色，为末

用酒调服三钱，仍用核桃仁和食，每日三次，服至半月自愈。

又方

土茯苓二两　防风　木瓜　木通　苡仁　金银花　白鲜皮各五分　净皂荚子四分　生牙硝三分　连翘五分

上为散，空心一服，午前、午后各一服。如血虚，加人参、当归各七分，又在人活变加减。神效。

又方

朱砂　雄黄　水花珠各五分　轻粉一钱

上用纸裹作条，蘸麻油，点着熏鼻。当以口中含水，以头昏为度。

又方

初病并气厚者，可以此治。西番陈通事使京城来传，多验。

松香五钱　水银二钱　花珠一钱　水粉五钱　乳香少许

将绵纸二寸大，二尺长，作三条，将前药为末，分在三条纸上，擦成条子，蘸上香油。患者伏在桌子上，以药条燃在瓦上，熏脐，觉肚微痛，要去解后即去，又熏又解，或下白脓，直待泻得鲜血来，方不用熏他，三日内愈矣。或只用得一条即愈。病者亦要口中含水，使不发面。

金刀如圣散

专治各色风症，汤引于后。

白附子一两　僵蚕一两　苍术米泔浸洗，炒，四两，净　草乌一两半　天麻一两半　全蝎[1]一两　麻黄去根节，一两半　细辛去土，一两　羌活一两　白术去芦，一两　白芷一两　蜂巢一两，艾烟熏过，存性　川独活二两　防风去芦，二两　川乌一两半　雄黄五钱　两头尖五钱　远志去芦心，五钱　朱砂一钱　麝香五分　川芎一两

上药十八味，生制为末，和匀。看人虚实，或初服八分，或一钱五分，温酒调服，不拘时候，以吐痰涎出为效，各项汤使于后。

破伤风，牙关紧闭，角弓反张，不省人事，用剪刀撬[2]开口，以药灌入；刀斧伤，血流不止，干捲；风牙虫牙，蘸擦；头痛，吹入鼻中；狗咬蛇伤，盐汤洗净，擦，温酒调服；远年痔瘘，醋调敷，津液调亦可，又将温酒调服；远年恶疮不愈，葱汤洗净，干掺；咳嗽，用秦艽汤下；痈疽，乳香汤下；八般头风疼痛，葱白汤下；产后血风，荆芥汤下；产后败血上冲下注，温酒调服；小儿惊风，薄荷蜜汤下；面黄食积，生铁淬酒下；小肠疝气，小茴香汤下；大便不通，大黄汤下；小腹膨胀，桑白皮汤下；伤寒头痛，葱白汤下；浑身骨节疼痛，热酒调下；冷气腹痛，炒盐酒下；妇人赤白带下，官桂汤下；经水不通，红花苏木汤下；产后腹中刺痛，恶血不下，当归汤下；红痢，甘草汤下；脾胃不和，人参白术大枣汤下；白痢，干姜汤下；里急，甘草汤下；不渴，干姜汤下；妇人血虚，心腹疼痛，地黄干姜汤下；诸痛有温，穿山甲天麻汤下。

上药专治左瘫右痪，手足顽麻，半身不遂，骨节疼痛，下

---

① 全蝎：原作“金蝎”，形近而误，据文义改。

② 撬（qiáo 桥）：同“敲”，敲击。

元虚冷，跌扑打伤，诸风痔瘘，脏毒便血，一切恶疮，诸般杂症，各随引子送下，立效如神。此药皆不去毒，不用制，干炒为末，净称和用，勿令见火。如少一分，亦要凑足。或为末，或酒糊为丸，或浸酒，皆效。不可轻传，乃医家之宝也。

冲虚至宝丹

专治男、妇五劳七伤，诸虚百损，咳红吐痰，转食翻胃，腹痛，冷气冲心，神效绝伦。敬之，敬之。

鸦片八钱　狗宝八钱　牛黄五分　片脑四分　朱砂三钱　麝香三分　蚕蛾三分　沉香五分　木香五分　射干二两，取末，五分入药

上药十味，除射干在外，余众药研为细末。将射干打碎，用高烧酒煮烂滤汁，入鸦片熬膏子，重汤煮八分干。调合药末为丸，每丸重一分，小儿服半分。此药俱在临睡时，香水梨作引子。如无，凉蜜水或冷茶凉水、夏月西瓜汁俱可下。凡服此药后，忌热物、醋。次早还宜服冷水，后方可食饭。血崩诸痛，金叶酒下，或十月白老酒亦可。

百花膏子

鸦片二钱

将前射干滓入烧酒，再熬成膏，取汁入鸦片，又熬干。每服大人或七厘、六厘，小儿三厘或四厘，量气体而下。白痢，温水酒下；红痢，黄连甘草汤下；黄痢，豆豉汤下；黑痢，冷烧酒下。服此药大忌热物、鱼、醋五日。如人体弱者，要热些，则用射干末二钱，沉香末一钱半，用前末同擂烂，用妇人乳汁调为金丸。

家传咳嗽加减仙方

男、妇皆可服，不拘外感内伤，神效。

杏仁泡去皮尖　红皮　桔梗　半夏　甘草　麦门冬各二钱　文蛤生　诃子生，各一钱

随症加减，生姜三片，煎服。

春若伤风，鼻流清涕，宜辛凉之药解散，加防风、薄荷叶、黄芩各一钱；夏多火热，宜清金降火，加桑白皮、知母、石膏；秋多温热，宜清热泻湿，加苍术、黄芩、栀子酒炒，各五分；冬多风寒外感，宜加解表行痰，加麻黄、生姜、防风各一钱；若口燥咽干，勿用半夏，加知母、贝母、瓜蒌仁各一钱；若鼻塞声重，加藁本、川芎、前胡各一钱；午前有咳者，胃中有火，加贝母、石膏、黄连各一钱；午后咳者，阴虚也，宜补阴降火，加当归、黄柏、熟地、知母盐炒，各一钱；黄昏咳者，火浮于肺，宜加五味，倍加文蛤、诃子、细茶，以敛肺也；五更咳者，加贝母、黄连；若远年咳者，胃中有郁也，加香附醋炒、瓜蒌仁、海石、青黛、黄芩为末，蜜丸含化；若见血者，加阿胶生用、蒲黄炒用。外有活法，加减在人。

又方

不问老少，远年近日咳嗽，神效。此方虽有在前，等分加减不同。

鹅管石醋煅，一钱五分　礞石真者，醋煅，三钱　款花如绵者，生用，一钱五分，净　雄黄一钱五分，生用　粉草六分，生用

若热咳，加寒水石五分；若虚咳，加中桂一分半，生用。

上为极细末，临眠时用细竹管吸入喉中，若著嗽①最妙，然后用清茶送下。若辨虚实，痰散为虚，痰结为实。咽喉作痒为风，加荆芥煎汤服。咽中鱼腥，肺经咳；若吐，乃胃经咳；

① 著嗽：疑为“著（zhuó）嗽”，意为“伴着咳嗽”。

若咳而不断，此是咳逆。皆因胃家有寒，加藿香、香附、陈皮；若咳胃中紧塞，此是肺伤风也，用文蛤、诃子以敛肺也，神效。

劫痨散

专治男、妇上焦积热嗽血者，神效。

天门冬　麦门冬去心，各四两，净　生地二两　熟地二两　川芎一两　归尾三两　白芍三两　橘红三两　枳壳一两　知母三两　贝母三两　黄柏蜜炒，二两　栀子二两，炒　白术一两　紫菀二两　赤苓二两　柴胡二两

如骨热者，加银胡一两，胡连五钱。

上为散，姜三片，桑白皮煎，温服。痰多加半夏；盗汗加牡蛎、酸枣仁、黄芪。又在人加减。其效如神。

吐血，用柴胡、天门冬、干地黄、黄芪、木通、蒲黄生用；有热，加麦门冬、五味子；再凉，加甘草、栀子一钱，黄连五钱，大黄三钱，扁柏叶。

上为散，姜三片，枣一枚，煎，食后服。

泼雪丹

专治痈疽背发，无名肿毒，非人不可传之。神效。

穿山甲用背上的及大者佳，洗净，炒成珠，出火毒，一两　通明牛胶亦成珠，用一两　当归三钱　白芷三钱　明乳香　真没药各三钱　阿魏三分，黑臭刺者真，但以二分、七分为止

上为细末，每岁一分，用老线鸡[1]肉蘸吃，好酒送下。若阴发作痒不止，又不痛者，倍加牛胶，神效。

---

① 老线鸡：指阉割鸡或阉割过的鸡。元·汤式《庆东原·田家乐》曲之一：“线鸡长膘，绵羊下羔，丝茧成缲。”

宣毒丸

治症如前。

乳香　没药　丁香　苦丁香　沉香　木香　血竭　连翘　巴豆各等一分

上为末，炼蜜为丸，如龙眼核大。温酒吞下，以通利为度，下二三次，以粥补之。

背发仙方

五倍子不拘多少，入锅内微炒，却入猪脑髓，量入拌湿为好，再炒至干，待冷，研为细末收下。用时将米醋调成膏，摊在热纸上，贴患处，留头，只贴四围，一日一换，即愈。

又方

凡恶毒发疖，用虾蟆一大个，提定两脚，将虾蟆肚中水滴在毒上。虾蟆将死，又换一个。过一二日，待病人心上冷，即愈。

又方

背发痈疽识者稀，醋调京墨四周围，猪胆打烂疮上贴，天明恰似遇神医。

又方

凡痈疽百毒，红肿疼痛者，可以内消，神效。

白矾二钱五分　葱白二十个　雄黄二钱五分　石鳞草有为妙，无亦可，即石黄豆

上各件用生酒带糟擂烂，吃几碗至醉，自然内消矣。

又方

专治背发疔疮肿毒，不问已成未成，但掣痛者，神效。

槐花四两，炒微黄，乘热淬入酒二钟，再煎十余沸，去滓，热服见汗。未成者一二服即内消，已成者二三服即愈。

家传芦荟丸

专治小儿疳积，日夜泄泻，潮热喘渴，腹中疼痛，神效。

辰砂三钱　雄黄三钱　黄连一两半　沉香一钱半　真芦荟二钱　木香四钱　三棱三钱　槟榔三钱　神曲四钱　麦芽四钱　青皮四钱　肉蔻一两，去油，取三钱用　使君子二两　雷丸三钱，白的　芜荑五钱，水浸，去壳　鹤虱一钱　胡连二钱　龙胆草五钱　麝香三分，一半入药，一半□□□

上先将泔蛤虾蟆一个，取来用热水浸死，然后又取厕中粪蛆，不拘多少，用水洗净，放在死虾蟆身上，将些水养定，待过对昼取出，于长流水内洗净，去肠肚不用，用酒调麝香一分半蘸。虾蟆，用火炙干，至酥为度，同前药为末。用猪胆同老醋调面糊为丸，如绿豆大，每服一钱，空心，苦楝树根煎汤吞下。三五日后，用炒米汤送下，即愈。

老疟仙方

截疟常山真奏功，青藤制造一般同。二味以纸包煨熟，令人不吐夺神功。槟榔小者草果取仁兼甘草，厚朴炒陈皮去白及木通去节。疾未来时先发散先服发表药，次将前药起疲癃①。若还老疟虚脾胃，养胃人参汤数种下。以上六味，惟常山青藤多用，余各平等。

又方

槟榔五分　黑牵牛一钱四分　山楂一□

---

① 疲癃：苦难，此指病痛。宋·曾巩《洪州诸寺观祈晴文》："盖兹疲癃之民，已出旱蕾之后，室家凋弊，闾里愁嗟。"

以上俱为细末，用砂糖汤调服，临发时空心服之，男女老少悉皆神效。

泼雪丹

专治汤火所伤臭烂者，神效。江可津传。

大黄　黄连　黄柏　栀子　黄芩　防风　石膏　寒水石　轻粉　火麻子　荆芥　刘寄奴　苦参

上为散，将猪油煎出药来，去渣，或为末，入猪油亦可。惟轻粉不可先入。又将前药油入地中，去火毒，三日为妙。

又方

用自死猫儿头，烧灰存性，用蜂蜜调涂，神效。

取牙虫法

用葫子自然汁少许，和乳汁少许，要初生男者，方可点眼。若左牙疼，点左眼角；若右牙疼，点右眼角。少顷作痒，翻出红虫八九条，取出即愈。

治牙疼痛方

片脑一分　硼砂二分　焰硝三分

上为末，擦上疼处即愈。

又方

良姜末一两　大黄末五钱

和作一处。如牙右疼吹右鼻，左[1]疼吹左鼻，效如神。

又方

专治牙疼齿动。

---

① 左：原作“右”，据文义改。

麝香　龙骨　水粉各一半分①

上研为末，先用黄蜡薄薄涂在白纸上，次将前药末均均铺上，再以熨斗离纸半寸烘匀，剪小条贴于患处，奇效如神②。

又方

雄鼠全骨一付。捉得雄鼠时，打死，用稻草紧紧扎定，入火内煨熟，至烂去肉取骨，俱要齐全，尾骨亦不可少，为末至妙。草乌去皮脐，为末，各听加减。如齿动者，骨末一分半，草乌末半分；齿痛者，各等匀，擦于痛处即止。

漱牙仙方

柏叶　甘草　花椒

以上三味各等分，剉碎，煎水二碗成一碗，含漱。不拘风牙、虫牙，不过二三十口即止，神效。

痔痛奇方

先用桃、槐、柳枝煎汤熏洗，后用枯矾、皂角、青盐各等分，共碾为细末，涂患处。

治心气方③

煅明矾七分　胡椒三分

烧酒送下，神效。

又方

香炉盖下刮烟煤五钱　乳香五分

上为细末，用乌梅熬软，取肉为丸，如梧实大。每服五七

---

① 一半分：疑为“一分半”。

② 神：原脱，据文义补。

③ 治心气方：原作“心气”，据目录改。

丸，老酒吞下。

又方

晚蚕砂为末，临发时好酒送下三钱或二钱，神效。

经候不调

用石花菜，即肥株子[①]，内嫩白皮是。敬之，敬之。徐清波指教的。

痘疮痒陷熏药

但用茵陈、白胶香二味，各等分，用香炉乘定，临痒塌时，提烟熏过。或房中常燃，尤妙。

鱼口便毒未破皮者

大黄一两　白芷五钱　皂角刺二钱，炒

用酒二钟，煎至一钟，去滓，空心热服。甚者再一服，脓血从大小便中出，即内消也。

又方

僵蚕　白芷　穿山甲炒　乳香　没药各一钱

煎酒服。

小儿脱肛荆芥散

香附子　荆芥　五倍子

上三味各等分，煎水，洗肛即入。

大追风填损散

原传朱温金方。

川乌一两　故纸□两，炒　杜仲一两，炒断丝　威灵仙一两　茴

---

① 肥株子：即“无患子”，又称“肥珠子”。始见于《本草纲目》。

香一两，炒　神曲一两　川独活一两　当归一两　五灵脂　熟地各一两　乳香　没药各五钱　川芎五钱　红豆一两　羌活一两　黑牵牛一两，炒　奶娘根二两　外有草药在内。

以上依制法，用好酒浸服。酒五瓶，药六两为率。

暖宫丸

吴茱萸一两　牛膝五钱　细辛五钱　石菖蒲五钱　白附子四钱　厚朴四两　桂心四钱　人参四钱　乳香四钱　没药四钱①　当归头少许　白苓一两　肉苁蓉一两，酒浸□宿　白芍药一两

上为细末，炼蜜为丸。男子服之补精，妇女服之有孕。孕妇服之双生，无②孕服之即效。此南京应天府尹进，弘治君王，正德，有验，故谨留之。

清脾散

木香五钱　槟榔三钱　牵牛生、熟各一两，头末　皂角二钱，醋煮

上为末，五更用砂糖水送下三钱，小儿一钱，不过六七次，早消矣。又能追虫、取积、下死胎。

疗瘿③散

海螵蛸　海带　海桐皮　海□　海布各五钱，洗净　海蛤四两，包煨　海马炒　海葵各二对，醋煅

以上八味，通炒为细末，每仰卧，挑一匙令舌下含化，甚效功。忌生冷茶盐。

① 钱：原作“药”，据文义改。
② 无：原作“先”，据文义改。
③ 瘿：原作“婴”，据文义改。

半身不遂洗法

凤仙花　香樟叶　蕲艾[1]各等一分

齐入锅内，煮出汁来，入堆盐一撮，去渣，熬至浓色，取起入瓷罐中。将年远破手巾淋洗，每日温过，不拘五七次，痛处立效。

接骨仙丹

苦瓜子一钱　自然铜一钱　土木鳖四个　砂仁一钱　乳香一钱　没药一钱　麝香半分

为末，老酒送下。年五十上下，服一钱；四十上下，服八分；小儿十五岁上下，服六分；七岁三分。忌地梨、核桃。先如缚住绳，吃药后，药行到处，方慢慢割去绳子，七日合节骨，三七全愈。此药分数不可多服。

小便不禁

枳壳　木通　苍术　黄柏　干葛　杜仲　石菖蒲　猪苓　泽泻　茴香　甘草　知母各等分

上为散，煎服即有效矣。

五制苍术丸

能乌须去湿，益寿延年，百病可除矣。

用好茅山苍术五斤，净洗用米泔浸一宿，取起，刮去粗皮，分作五份：酒浸一斤，醋浸一斤，蜜浸一斤，牛乳汁一斤，久则酸败。今以茯神、远志、石菖蒲三味②，如法各制代之。又童便浸一斤，

---

① 蕲艾：即艾叶。《本草纲目》："艾叶……自成化以来，则以蕲州为胜，用充方物，天下重之，谓之蕲艾。"

② 三味：原作"三朱"，于义不通，今据该方下文"今以牛膝、槟榔、黄柏三味"及文义改。

久亦秽气，今以牛膝、槟榔、黄柏三味，各制如法代之。用罐[①]五个贮，各浸七七四十九日，三五日看一次。候七七日足，取起晒干为细末，用甘草膏为丸。凡药末五斤，要甘草膏二斤。忌食桃李等果，鹊鸦鸽鸟，自死诸般禽兽之肉。若要长生，须服山精，此其方也。每侵晨用盐汤，或酒、或米饮皆可。临卧用茶送下。

齿落再生方

用雄鼠脊骨烧灰，擦之即生。

涌泉散

治妇人无乳。

牡蛎　木通　穿山甲　当归　天花粉各等一分

上为细末，每服三钱，用猪蹄汤下，入酒少许。

又方

当归酒浸　芍药　穿山甲　牡丹皮　漏芦　木通　玄胡子　生地黄　王不留行　花粉　陈皮　川芎各半两

上为细末，用猪蹄汤下的，用酒二瓶，日进二服。

妇人裙裷[②]废

用大蝪蚣[③]一条，盐淹，竹弓伸之，待干为末，桎油调。

又方

用小厮手足，中或大，小的亦可，同穿山甲炒熟，为末，桎油调搽。

---

① 罐：原作“钟”，于义不通，据文义改。

② 裷（wǎn 晚）：服。《集韵·阮韵》：“裷，服也。”

③ 大蝪蚣：所指不详。疑为“大蜈蚣”。

烟管

治天食痰聚同而咳嗽者，神效。

久年蕲艾　款冬花　通明雄黄各为细末，各二钱

用金黄表纸大二寸半，长五寸大，初生鸡子清刷于前纸上，仍将前末再筛于鸡子清上阴干。午后卷成筒子，将一头套入笔管内，将笔管含于口中，下头燃之，令烟从笔管入口。烟满口时，以浓煎细茶同烟数口，使通身觉热，或吐、或下，其痰物即出，后用清粥补之。

生血丸

此方专补血，不补气。又能除湿，男、妇皆可服，大有补焉。

当归一两　川芎　白芍　熟地各两半　苍术　乌药　牛膝　僵[①]蚕　木瓜　防己　肉桂　秦艽各一两　黄柏　知母各二两　龟板　虎胫骨　锁阳各一两　乳香　没药　羌活　附子各八钱　甘草　自然铜各五钱　独活五钱　杜仲一两半

上为散，如制法，炼蜜为丸，如梧实大。每服三十丸，酒送下。

止呕血

川厚朴三分　侧柏叶五钱半

酒半钟煎，服下即止。

治瘰疬

全蝎一两　天麻八钱　南木香米泔水浸，剉片，洗干，五钱　芎䓖五钱　半夏五钱，米泔浸过，瓦器炒　乳香三钱　没药三钱，去油

① 僵：原缺，据文义改。

连翘一两　荆芥穗一两　防风一两　甘草五钱，去皮，蜜炙　枳壳去穰，煨过　独活五钱　羌活五钱　何首乌一两　苁蓉大者一两，酒蒸　蝉蜕一两，去头足　僵蚕一两，炒断丝　升麻一两　木通一两　青藤一两　桔梗一两　海藻一两

上为二十三味，分两俱净者，作十帖，每帖水一钟半，枣一枚，煎至八分。食后大温服。渣再煎，唯吃淡猪肉、淡鸭蛋，此外各物并生冷，一切忌之，如豆腐、鸡、鹅、糯米、面、果、茶、鱼之类，大不可食。倘渴，略食孩儿茶，细嚼。制法全用瓦器，每服乳、没等药①，各用一分在碗内，方倾药出，渣再煎，亦如之。惟记乳、没不同药煎。

金牛髓膏

专治诸虚百损，五劳七伤，腰膝疼痛，气血衰薄者，百病悉能治之，神效。

黄牛髓一斤　白蜜一斤　枣子一斤半

先将牛髓扯去粗皮，入蜜少熬片时，再入后药：

人参去芦，二两　干山药半斤　白茯苓去皮，四两　当归三两，酒洗　川芎三两　牛膝五两，酒浸一宿　官桂一两　肉苁蓉五两，酒洗

上药八味，为细末，入前牛髓内再煎，搅起，每日空心服三四匙，用熟酒调服，临卧再进一次。服一周，容颜便转。虚者服之大效。

男子气胀肚大肿痛

用生鸽血调热酒，每早吃，吃至一二月自然消矣。此方系江若川传，神效。

---

① 药：原作“杏”，音同而误，据文义改。

天一生水丸

专治男、妇阴虚火动，劳伤内损。此药大能生血养精，强筋健骨，降火消痰，润泽肌肤，滋生毛发，暖补丹田，大有神功。

用生地黄一斤，择肥净者，又用醇酒二壶，入新罐中煮；又用砂仁五钱，为极细末，和入酒中，煮地黄令香熟，或一宿，或四个时辰方取出，砂砵中捣烂如泥，以水试之，无滓为妙。以上不犯铁器。

外用川黄柏三两，盐酒炒过，为细末　白茯苓四两，乳汁蒸过，为末　川牛膝二两，酒浸，干为细末

待地黄烂，入各末和匀，捣千余杵，和为丸，如梧实大。但性软不堪便为丸，待半干，将小圆盒盛之，待干收贮。每早以白盐汤或姜汤送下六七十丸。一方有山药二两，故纸四两。服之神效，神效。

治小儿腹痛有痞虫疼痛甚急

白雷丸[①]不拘多少，拣白的炒　芜荑仁微炒　黑牵牛一钱，半生半炒　干漆炒净烟，一钱

共为末，入鸡子内蒸熟，隔日夜。莫将晚饭与他吃，次日五更时服此药，朝后即见虫出，以清粥补之，立效。一方有使君子一钱。

取蟾酥法

先将皂角三两，煎水三洒[②]，旋候冷，用大口瓮或缸盛水，

---

① 白雷丸：即雷丸。属腐生菌类，生长于竹根上或老竹蔸下。功能杀虫、消积。

② 洒：此下疑脱文。后文与此不联属，存疑。

将癞虾蟆不拘多少入中，以稀物覆之，勿令跳出，过一宿，其酥即浮水面。若未浮，其酥即在身上矣，可用竹刀刮下用之。

造雷火神针法

斑蝥五个，一方无之　穿山甲五钱，炒　乳香五钱　樟脑三钱　没药三钱　防风　莪术　三棱各三钱　草乌生，不可略煨，去皮用　辰砂一钱　木香六分　雄黄各①二钱　麝香一钱　硫黄二钱　蜈蚣一条，生

上为末，和匀。蕲艾二两，捣烂，伴前药，纸卷成条。如艾火大，最要紧硬，听用。咳嗽，针璇玑一分，三节骨。小儿惊风，针上星、囟会；心痛，针中脘；疟疾，针神道及肺腧、膏肓或合谷；其余无名肿毒，按痛处针。此针临用，将香燃着，用七八重火纸隔定，纸上针刺，紧紧按定，久之即愈。

腋气

用石绿三钱，重研末，入轻粉一钱，麝香。

先拔去腋下毛，令净。用醋调少许，擦之，五七次，即可断根矣。如无石绿，以铜钱磨醋搽之，亦妙。

玉锁固真丹

黑沉香五钱　海马一对，八分，长者佳，盐块固济，煨　枸杞子一两，净　杜仲一两　川牛膝一两，俱要盐酒炒　穿山甲十五片，酥炙　乳香五钱　肉苁蓉两半，酒洗　龙骨火煅，盐酒淬　蛇床子五钱　酸枣仁一两　净龟板一两，酥炙　锁阳一两，酥炙　故纸一两，盐酒炒　韭子二两，盐酒炒

上各依制为末，炼蜜为丸，如骰子大，空心每服一丸，嚼

① 各：成为衍字，或药名为“雌雄黄”。

碎，白汤送下。

治吊肾气及小肠疝气奔豚等

神效。山谷人传，几经得效。

朴瓜子俗名烹蓬，去芦，一个，剉碎　荔枝核五枚　花椒一钱　八角茴五个　绿豆一撮

共作药一裹，酒煎服。如不饮酒，水煎亦可。又可将此药入精猪肉内炆熟，去渣，只吃汁与肉，尤妙。

又方

木馒头[1]即朴瓜子，干的，一个　荔枝核七分　绿豆一钱　角茴一钱

用酒煎服。

取痣法

不问男妇，或有黑痣不便者，点之即落。杨继川传。

用雪白矿灰，同煎银炉内，常在坐砂窝处久熟热灰，盖调借彼银气以去黑也。二味各等分，随意略用水调成剂，做成砂窝样。上一个，下一个，如盒子样。中入雪白糯米数十粒，上下盖定，莫令走气，腰间再用原石灰及炉灰，剩者封固，放地下过一宿，取起擘开，取出里面糯米听用。临用时，用布针挑碎出血，将作过糯米如糊样，点在痣子上，即时红肿，过一晚即去矣，过三五日即合肉色。

治癫法

不问男子、妇人、小儿，新发癫症，神歌见舞，或歌或哭，

① 木馒头：桑科植物薜荔的果实，因其果实形似馒头而得名。果实打破后有白汁流出，因此《中华本草》中有“烹泡”之称。

神效。

用生密陀僧三钱为末，或调饮汤服，酒亦可，或为丸亦妙。即时吐出，或痰，或血，或恶涎，即愈矣。

太平丸

专治男、妇久咳，咯血不止者，服之神效。

麦门冬去心　天门冬去心　款冬花去梗，蜜炒　知母去毛，蜜炒　贝母□□　杏仁去皮尖，各五钱　当归　生地　胡黄连　阿胶炒，各一两　蒲黄　京墨各五钱，炒　桔梗　薄荷叶各一两　麝香三分　硼砂三钱　灵砂五钱　沉香五钱

各如制法，炼蜜为丸，如小指大。每用一丸，噙化，薄荷汤下。

飞步丸

又名追风夺命丸。专治三十六种风疼，瘫痪，手足不能动举，身体不能转侧。服至一丸，神效，神效。此方不可乱传，敬之，敬之。

真麝香三钱，另研　乳香　没药　虎胫骨醋炙，焦用　白胶香[①]各一两　自然铜醋碎七次　真京墨各三钱，烧净烟　草乌去皮尖，二两，制过，要白的　五灵脂二两　地龙去土　番木鳖去毛，油炙，各一两　当归一两，酒蒸

上如制法，糯米打煮糊为丸，如龙眼大。无灰酒磨化一丸，病在上饭后服，病在下空心服，甚者至二丸，不可多服，多则人晕。神效，神效。

---

① 白胶香：原作“白交香”，即枫香脂。为金缕梅科植物枫香树的树脂，始见于《新修本草·第十二卷》：“枫香脂，一名白胶香。”

化毒金丹

专治肠风溅血及肠出不收，三八恶痔，疼痛不止者。神效。

用经霜后收取冬瓜皮，火上焙灱①，为极细末。临病以老酒调服一钱，神效无比。此方虽易，敬之，敬之，大有神功。

消毒散

专治男、妇卒然咽喉生泡，不能言语，吹之神效。

丝瓜种笃即赶絮干壳，尽处是　百草霜即锅底黑煤　同食盐二钱

三味各等分，共为细末，临用吹一字入咽中，其胞即碎，血出自愈。不可轻传。

九神散

专治远年近日筋骨疼痛，朽腐瘘疮，七日见效。涂端宇翁传。

独活　麻黄　防风　荆芥　生地　白蒺藜　连翘　薏苡仁　皂角　丹头各一分二厘　茯苓一两

如先发散，用麻黄末，一钱　花椒末，一钱　丹头一分一厘用水煎调二味末药，服后方进九神散。

如手足遍身生癣者，可用红砒为末，将生姜一块切开，蘸砒末，煨熟擦患处，不过七日见功。

乌金散

专治小儿母腹中生疮。出来，用炼蜜三钱，车米三分，雄黄二分，为末，不拘抹入口中，即愈。

风消散

专治男、妇、小儿诸般恶痔，翻肛溅血、牛奶等，悉皆

---

① 灱（xiāo 消）：干，干枯。《广雅·释诂二》：“灱，干也。”

神效。

用山中柯树根取皮，炆，好醋熏上，取汗，即愈。熏时，烘笼乘火将药罐放烘炉上，用桶张定熏，不得走气。

杖藜①散

专治腰痛不可忍者，神效。此方李苍崖的，经验，经验。

用梧桐树根取皮，将鸡一只同炆，与汁同吃即愈。酒炆尤妙。

乌须方

邵日山传。

用七月中采取文房草，不拘多寡，将水洗净，阴干称用。如草连根带叶一斤，用青盐四两；如草半斤，用盐二两为率，或多或寡，在临时斟酌。先将青盐用酒洗去泥土，打碎听用。如合时，将文房草入老酒内洗涨，入瓦器中，下用一层盐，盐上一层草，草上又用一层盐，层层如是。将青盐淹②草三昼夜，取起捩干，将草捩作三段，梢③身作身，根作根，各入瓦釜中炒，炒至半干，又将放前捩落的盐酒中吃涨，又炒，直待炒至前盐酒至尽方饮。用火只宜文武，不可用烈火，焦黑则无用。三段俱各炒干，取起出火毒，合作一处拌匀，为细末。每日洗面时用此漱牙，漱牙完吃下腹中。十日内须黑如漆矣。如或有白的，可摘去，侍再生来时则黑矣。此药不可犯铁器，如犯之则无用矣。文房草即墨菜也。

---

① 藜：原作“黎”，据目录改。

② 淹：用盐浸渍食物，后作“腌”。《齐民要术·杨梅》：“食经藏杨梅法，择佳完者一石，以盐一斗淹之。”

③ 梢：据下文，此字下当脱“作梢”二字。

劫痨散

专治男、妇阴虚伤损，痨咳咯血，悉皆神效，神效。

川芎五钱　川乌五钱，泡去皮脐　人参二钱半　粟壳带蒂，四两，取皮，蜜炒　木香三钱　青木香□钱　乳香①二钱五分　没药二钱五分　桔梗五钱　北五味五钱　麦门冬五钱　贝母五钱　陈皮五钱　粉草三钱　沉香二钱　麻黄三钱　杏仁五钱　薄荷三钱　款冬花五钱，蜜炒

上各制法，共为细末。早饭多用沸汤②送下一钱，午饭后一分，临眠桑白皮汤送下二钱，神效，神效。虚咳者如神，热者别用。南京季左泉传，原在北京办事传来。

仙传风损神效奇方

防风一两　羌活一两　独活一两　当归一两　生熟地二两　赤芍一两　连翘一两　牛膝七钱　杜仲七钱　川芎一两　白芷一两　茯苓一两　茴香一两　砂仁五钱　粉草八钱　细辛五钱　薄荷一两　荆芥一两　虎骨一两　乳香五钱　没药五钱　黄连一两　木香五钱　自然铜五钱

各有制法，听用，或为散浸酒，或为末调酒亦可服。

腾空散

专治男、妇久年诸般风症，不能动复者，计日取效。

防风一两　蒺藜一两　山茱萸一两　白花蛇一两半　独活一两半　人参一两半　远志一两　菖蒲一两　牡丹皮一两半　金毛狗一两　当归一两半　杜仲一两半　牛膝一两　牡蛎一两　薏苡仁一两　蛇

---

① 乳香：原作“没香”，据文义改。
② 汤：原作“陽”，形近而误，据文义改。

床子一两　附子一两半　茯苓一两半　天粉一两　紫菀一两　甘菊花一两　黑牵牛一两　桔梗一两　黄芪一两半　白术一两半　蚕蛾一两半　牛蒡①子一两　虎胫骨一两半　苍术一两　生地一两半　芍药一两半　干姜一两半　柏子仁一两半　菟丝子一两半　苁蓉一两半　天雄火煨，洗，□两　萆薢一两　石斛一两　续断一两半　枸杞子一两半

上四十味，依制法各等分，共为散。用绢袋袋起，将老酒一坛，浸至十日。随量每日进服，以愈为度。余酒又可与有疾之人，尤效。累用如神。江惕吾方。

瘰疬内消散

专治男、妇有疬核者，神效。不用刀针，已破未破皆可服。

防风一两　荆芥一两　连翘一两　羌活一两　独活一两　白芷八钱　茯苓一两　归尾一两　川芎一两　自然铜火煅七次　射干一两　夏枯草八钱　乳香五钱　丁香五钱　茅香②八钱　木香五钱　沉香一钱　升麻一两　桑寄生一两

上为散，依制法，或浸酒。每日随量不拘时服，其效如神。

将军夺宝散

专治男、妇诸般疬核，并皆神效。黄近江方。

真五加皮一两　花蛇根一两　山甘草一两　过路蜈蚣一两　地橘青八钱　铁扫帚小便浸一宿，八钱　连翘一两

上为散，用好酒浸七日或五日，每日随量不拘时服。甚者入乳香、丁香、茅香、木香、沉香，神效。

---

① 蒡：原作“牵”。无牛牵子药名。方中已有牵牛子一药，据改。

② 茅香：即“香茅”，始载于唐《本草拾遗》：“茅香味甘平，生南安，如茅根。”

定风丹

专治远年近日诸般咳嗽，诸药不效者，如神。

款花蜜炒，一钱，净　青礞石[1]硝煅，二钱，水飞　鹅管石火煅，童便碎，一钱　粉草一钱　雄黄五钱　寒水石三黄柏煅过，水飞，一钱　桂枝少许　朱砂一钱　儿茶一钱　麝香二分

上为细末，每服五分，分作五次服。用芦管吸入咽中，蜜汤漱下。

和风散

专治杨梅恶疮新发者，即日见效。

土檀香一两，即老檀树心　五加皮一两

上二味，用头酒擂服，又可将此酒搽上，即愈。效不尽述。一方加黄花草一两。

金风散

治症同前。

白面五钱　芝麻生用，五钱　真轻粉六分，醋炒干

上为细末，用面糊为丸，朱砂不少三分为衣[2]，如不退，再加雄黄三分，每日用金银花汤送下三五十丸，五七日取效。

滚痰金箔丸

专治小儿诸般痰症，急慢惊风，神效。云泉仙方。

牛胆南星钱半　天竺黄钱半　朱砂钱半　雄黄　僵虫各钱半　蝉蜕二钱　薄荷钱半　甘草一钱　青礞石一钱

---

① 青礞石：原作“青蒙”，为“青礞石”之俗称。今据底本“滚痰金箔丸”中“青礞石”改。

② 不少三分为衣：原在“再加雄黄三分”之后，据文义乙正。

上为细末，稀米糊为丸，如梧实大。每吞十五丸，金箔为衣，桑白皮灯心银器汤送下。

返魂夺命丹

专治跌仆打伤，心腹痛闷者，神效。

银丝草俗名山榄姑①，旋取，不拘多少，老酒洗净　奶娘根即龙含珠，摘时有乳出

上二味共擂，好陈酒送下，止痛，省人事者如神。后服回生丹，入小儿骨磨，酒刺服，为末亦妙。

回生丹

止痛。

川芎一两　白芷一两　天麻五钱　神砂三钱　杜仲一两　当归一两　川乌一两，炮去皮脐　角茴一两　小茴一两　肉桂五钱　甘草五钱　木瓜一两　草乌一钱半　木香五钱　白芍一两　熊胆三钱　乳香一两　人参一钱　麝香各一分　虎骨五钱，用酥炙　自然铜煅，五分　穿山甲炒，五钱　沉香五钱

上为细末，每服一钱，老酒送下。如遍身酥麻，即愈。如骨碎断，要押正者，再服遇春丹。甚者入童便调服。

遇春丹

木香一钱　铜钱五个，先将铜钱用荸荠二边擦擦，入火内烧红，用老醋煅碎七次，为末　自然铜一钱，醋碎七次　丁香五分　乳香五分　没药五分

上为细末，好酒调服一钱，神效。如押上骨时，用返魂丹

① 山榄姑：即“山橄叶”。《跌损妙方》：“银丝草即山橄叶，长白毛者佳。”

渣子敷上，神效。此方系周冰崖的，大有奇功，不可轻视。又详见《幽谷回春》，继周心纂。

清气化痰丸

专治男、妇诸虚，酒痰久蓄者及吼呷。神效，神效。

甘草五钱　萝卜子一两，炒　真苏子一两，净　葛粉一两　黄连一两　白芍一两　白茯苓一两，乳汁制　山楂肉一两　麦芽一两，炒　牛胆制南星一两半　半夏一两半，皂角水煮七次　桂枝一钱

上为细末，竹沥、姜汁打糊为丸，如梧实大。每清茶送下三五十丸，神效。

扫云汤

专治男、妇眼目迎风流泪者，神效。

铜青半分，末　白矾称过，一分，末　灯心一分　铜钱一个

将井花水和蒸几次，将水蘸洗数次，神效。

固原汤

专治妊娠小腹胀疼因气触者，神验。

白术一钱　黄芩炒，一钱　川芎一钱　芍药一钱　香附一钱　白芷六分　黄连炒，七分　玄胡一钱　陈皮八分　青皮三分

上为散，姜三片，苏叶煎，热服。

安胎固元散

白术三钱　条芩二钱半　阿胶一钱　归身三钱　枳壳一钱　香附一钱

上为散，姜三片煎，不拘时服，随意可再加减。

白术二陈汤

专治腹中膨胀，脾胃不调，呕吐腹鸣，固胎，化气化痰，

清热除湿，男、妇皆可服，悉皆神效，神效。

白术一钱半　半夏一钱　茯苓一钱　陈皮一钱半　条芩一钱半　甘草六分　山栀仁一钱，小便浸炒　白芍一钱　归身一钱　人参一钱　黄连五分　砂仁五分　香附一钱　台乌一钱

上为散，姜三片，苏叶、枣一枚煎。不拘时服。

青金饮

专治心肾不交、久咳者，神效。

白茯苓一钱　白术一钱　当归一钱　白芍一钱　甘草五分　红皮一钱　款花一钱　条芩一钱　知母一钱　贝母一钱　桑白皮一钱，炒　黄柏六分，酒炒　麦门冬一钱　人参一钱　五味子一钱

上为散，姜三片，瓜蒌子、苏叶煎。食前服。如汗出，加酸枣仁，夜不眠亦加之；如频咳或更嗽，加软石膏；喘急加苏子、前胡；声哑加玄参；腹鸣泄者，去黄芩，加泽泻；寒热加柴胡。宜兼服保肺丸、上清膏、泻白汤，亦宜间服。当忌一切毒物、油腻、煎炙。

加味泻白汤

治肺脏气实，心胸壅闷，嗽咳吐呕，喘急，大便不利者。

桔梗六分　地骨皮一钱，去心　甘草炒，五分　瓜蒌仁一钱，去壳　贝母一钱　杏仁一钱　桑白皮一钱，炒　红皮一钱　青皮六分　五味子十五粒　人参一钱　茯苓一钱　苏子一钱

上为散，姜苏煎，食前服。

保肺丸

专治咳嗽吐痰，酒湿①伤脾，神效。

① 湿：原作“温”，形近而误，据文义改。

条芩一两三钱，去朽①，酒炒　知母一两，去毛，酒炒　桑白皮一两半，炒　贝母一两　款花□两，蜜炒　瓜蒌仁一两　红皮一两三钱　玄参一两　桔梗八钱　门冬一两五钱，去心　杏仁一两　五味子一两　青黛一两，细研为衣

上为细末，滴水为丸，如绿豆大。每服一百丸，临卧白汤送下，或蜜汤送下。如泄泻，不宜蜜汤下。

上清膏

治症同前，神效。

五味子一钱　门冬一钱，去心　薄荷一钱，去梗　青黛六分，另研　冰片二分，另研　片芩六分，去朽　款花一钱五分　甘草六钱，炙　桑白皮一钱五分，去皮　贝母一钱五分，包去心　红皮一钱三分　石膏一钱，另研

上为细末，炼蜜为丸，如梧实大②。不拘时噙化一丸，神效。一方加硼砂五分。新城极高江惕吾③方。可敬，可敬。

礞石化痰丸

专治咳嗽吐痰，呕逆不止者，神验。但不可久服。

青礞石一两，先将礞石放炭火中煅红后，加焰硝一两，渐放在内，后取出，以石击之，有金星为度，为细末，用水飞净　白茯苓一两　白矾一两，拈过　红皮一两二钱　牙皂一两，去核，蜜炙　贝母三钱　枳壳一两　薄荷一两　款花一两　天门冬一两，去皮心　桑白皮一两三钱　石膏五分　牛胆制南星各一两

上为细末，早米打糊为丸，如绿豆。每服一百丸，米汤送

---

① 去朽：去除内部朽烂。《本草蒙筌》曰："剔去内朽，刮尽外皮。"
② 如梧实大：原作"如梧大实"，据文义乙正。
③ 吾：原脱，据下文"礞石化痰丸"中"江惕吾方"补。

下。江惕吾方。

夺珠丸

专治男、妇诸般血气、痰气作梗疼痛，神效。

当归二两　赤芍二两，炒　香附四两，童便浸炒　乳香三钱　没药三钱　玄胡索一两，炒　五灵脂一钱，醋炒　天台乌二两，醋炒　北艾①二两，醋炒　干乾②一两，炒净烟　官桂二钱，醋炒

上为细末，老酒打糊为丸，如梧实大。空心姜酒送七八丸，神效。后服换金散。光泽朱国英方。

换金散

治症同前。

川芎一两　当归一两　芍药一两，炒　茯苓一两　半夏一两　甘草五钱　陈皮一钱　香附一两　砂仁一两　山栀仁酒炒，一两　红花五钱　桃仁一两，泡去皮尖　槟榔六钱

上为散，姜二片，苏叶煎。不拘时热服。

治小儿天泡疮

神效。

用白果擂烂，搽上即愈。汉防已磨水搽，又妙。

消积化血汤

专治妇人腹中有块作疼者，神效。

玄胡索一钱　归身一钱五分　槟榔八分　木香一钱　桃仁一钱，泡去皮　乌药一钱　青皮一钱　甘草五分　香附一钱，炒　荔枝核一钱　官桂三分　干姜一分，炒

---

① 北艾：即艾叶。

② 干乾：据炮制方法及主治病症，疑为“干漆”。

上为散，姜三片，枣一枚煎，空心服。

绿袍散

专治小儿口中生疮，吃乳不得者，神效。

薄荷叶一钱　荆芥一钱　青黛三分，另研　朴硝三分，另研　硼砂三分，另研　百药煎三分半　甘草三分

上为细末，入朴硝、青黛、硼砂和匀。绢帕拭去口中白衣，然后将药少许点在舌上，令其自化，或用蜜少许调服，尤妙。如泄泻，不①可用蜜，用乳汁调亦可。

喝住散

专治男子驰车走马，跌仆打伤，妇人诸般血气攻心者，神效。

芍药一钱　茯苓一钱　半夏一钱　川芎一钱　当归一钱　甘草五分　陈皮一钱　香附一钱，炒　砂仁一钱　山栀仁八分，姜炒　红花五分　桃仁一钱半，去皮　槟榔六分

上为散，姜三片煎，食远服。

霹雳散

专治男、妇、小儿诸气刺痛，神效。此方家仆王掌财传。

木香一两　枳壳一两，炒七次　赤芍一两，炒　黄芩盐酒炒，一两

上为细末，每用一钱，百沸汤刺热服。

乌龙丸

专治男、妇大便去红，神效。

乌梅四两　白芷一两，各存性为末

早米糊为丸，如梧实大。空心米汤送下一百丸，神验。内

① 不：原作“下”，据文义改。

有百草霜五钱。

生肌散

治诸般恶毒，远年近日，疮瘘不合口者，神效。

甘石　乳香一钱　没药一钱　血竭一钱　儿茶一钱　麝香半分　朱砂一钱　枯矾三钱　倍子五钱，用生，半炒　朴硝二钱　黄丹三钱，炒　雄黄一钱　硼砂一钱　赤石脂三钱　细茶五钱　龙骨一钱　白芷五钱，不见火①　轻粉一钱

上为细末，用麻油煎过，调搽。有水干掺。

断河散

治妇人流经，月水不止者，此因热积冲任，神效。

蒲黄一两　当归三两　生地六两　黄芩一两　生姜半两　柏叶一两　伏龙肝二两　艾叶一钱

每用水二盏，煎至一盏，食前温服。

治腰痛

桃仁五钱　丝瓜烧存性，一两，为末

用桃仁煎酒调服。

青火金针

治头风牙疼，赤眼，脑泻，耳鸣，神效。

焰硝一两　青黛一两　薄荷一两　川芎一两

上为末，口中噙水，用此药一分，吹入鼻中。赤眼亦效。

赤火金针

专治在前。

① 火：原作“人”。香药多忌“火”，以耗散香气，故改。

盆硝一两　雄黄五钱　乳香一钱　没药一钱　川芎一钱　石膏　全蝎一对

上为细末，每用一分，吹入鼻中。赤眼及虫蛇伤，尤妙。

珍珠散

治症同前

盆硝七钱五分①　滑石一钱　乳香五分　片脑少许

上为细末，用一字口中噙水，搐入鼻中。

又方②

治偏正头疼，眼痛，牙风。

珍珠一分　滑石二两　没药五钱　乳香□钱　盆硝一两　麝香一分　冰片一分

上为末，吹入鼻中，男用女吹，女用男吹，神效。

透天丹

专治头疼不可忍者，神效。

玄胡索七个　青黛二钱　猪牙皂角肥实者，去皮、子，二条

共为末，用水调丸，如杏仁大。临用令病人仰卧，以水化开一丸，用竹管灌入，男左女右。鼻中觉味至喉中，令人坐定，口中咬定铜钱一个，见涎出即愈。又治中风痰盛。

夺风丹

专治诸风上攻头目，脑如斧劈者，神效。江惕吾方。

川乌不拘多少，为末

烧烟熏碗内，然后用热茶刺烟服，神效。

---

① 七钱五分：原作“七分钱五”，据文义改。
② 又方：原文漫漶，据目录补。

黄犬肉丸

专治男子五劳七伤，阳道俱衰，遗精腹痛，手足酸疼，眼目昏花，多眠少寐，脾胃不和，神不守舍，悉皆神效。

磁石三两，水飞　川乌泡去皮尖　附子同上　桑寄生各二两　鹿茸酥炙①，去毛，五钱　沉香各二两　仙茅酒浸　苁蓉酒浸，焙干　巴戟去心　葫芦巴炒，各二两　青盐另研　阳起石煅，另研　龙脑生用　虎胫骨酥炙　覆盆子酒浸，炒，各一两

上为末，用黄犬肉二斤，用茴香烂杵，同糊为丸如梧实大。每服七十丸，盐汤送下。

内消痔瘘丸

专治久年近日诸痔疼痛者，神效。此方是徐时行状元传与罗念庵的，宜珍重之，宜珍重之。

当归二两　荆芥三两　黄连一两　枳壳四两　槐花四两　防风二两　羌活二两　独活一两　赤芍二两　连翘一两　薄荷一两　木香五钱　甘草一两　生地□两　秦艽二两　细辛一两

上为细末，酒糊为丸如梧实大。每服五十丸，荆芥汤送下。

风火丹

专治男、妇、小儿诸般恶痔，不过二三个即愈。

北艾一两　安息香一两　雄黄五钱　槟榔五钱　麝香少许

上为末，用火纸卷成筒，用火熏肛门，即止，神效。继周每取效来。

息火丹

专治诸般恶痔疼痛者，点上二三次，即愈。用大田螺一个，

① 酥炙：其后衍“鹿茸酥炙”，据文义删。

入冰片三分在内，用瓷器盛定，露一宿，待水出，用鹅毛蘸上痔头，其痛立愈。

又方

用大叶马蓼同腊树[①]叶煎水，浸洗[②]亦妙，久浸为美。

风化散

治症同前。用鱼鲫草炆醋熏上，汗出即愈。鱼鲫草即臭鲫草。

飞身散

专治男、妇诸般冷痹诸风，不能动履者，神效。此方寓建宁传。

乳香　没药　紫金皮　白芷　当归　木瓜　五加皮　苍术　红内消[③]　甘草　续断　羌活　骨碎补　防己　赤芍尾　牛膝　肉桂　独活　桑寄生　故纸　杜仲　细辛　防风　沉香　石楠藤　白术　皂角　红豆　虎胫骨　川乌　牛蒡子　全蝎　僵虫　角茴　木香[④]　自然铜　何首乌

各等分，上依制法，或为末，或浸酒，神效。

鸣金散

专治男、妇或因寒、因气失声者，神效。

诃子　升麻　苦梗　人参　杏仁

上为散，煎，不拘时服。

---

① 腊树：又名“蜡树”，即“秦皮”。

② 洗：原作“先”，据文义改。

③ 红内消：即“茜草根”，本书卷二“吐血仙方”中有“茜根即红内消”。

④ 木香：其后有“石南藤”，与前重复，删。

悉雷汤

专治男、妇腹响如雷，神效。

香附　青皮　五加皮　南星　木通　红豆　柴胡　赤茯苓　枳壳　山奈　三棱　莪术

上为散，姜三片，苏叶空心服。

车水散

专治小儿面目微黄，四肢肿者，神效。

苍术　茵陈　猪苓　泽泻　木通　海金沙　薏苡仁　厚朴　柴胡　甘草　车前子

大人加香附、乌梅、乌药煎，不拘时服。

闭经通药

沉香　海金沙五钱　黑牵牛一两　轻粉一钱　甘遂五分

俱为末，人热者服七分，弱者五分，米泔调，五更服，小便见血为度。

蛊肿通药丸

芫花　大戟　牵牛　大黄　甘遂　葶苈生用

上为末，炒米打糊为丸，如梧实大。五更时，清茶送下三十丸，以利为度。后服竭河散。

竭河散

通后服此药，神效。

三棱　莪术　瞿麦　木通　枳壳　赤芍　黄芩　黄连　大腹皮　苦梗　甘草　厚朴　海金沙　滑石　萝卜子炒

虚者加香附，有潮加柴胡。

上为散，姜一片，灯心煎服。

断河散

专治妇人经血不止，神效。

用白芷不拘多少剉碎，用北艾烧烟熏炒为末，空心用酒调服，神效。

断红丹

专治男、妇虚弱者，呕血不止者，神效。

人参　灵脂　玄胡子　大腹皮　诃子　益智　杏仁　远志　甘草　枳壳　南木香　蒺藜　羌活　蒲黄炒

上为细末，好酒调服。

断河散

专治妇人、室女经水不止者，神效。

蒲黄四两，炒七次　香附四两，醋炒

上为末，去红去白，用酒送下。白，红酒送下①。

定风丹

专治男、妇发萌者，神效。

萝斛子酒炒　大椒酒炒　白附子生用，少许

上为末，酒调，空心服。

取红散

专治妇人、室女经闭不通者，神效。此方寓建宁传余得道的。

大黄醋炒　水蛭各二两，蚌粉炒　西香　赤芍尾　归尾　红花　苏木　虻虫各二两，蚌粉炒　甘草　枳实炒　硼砂五钱

① 白红酒送下：疑为衍文。

上为散，五更煎服一半，一半为末，空心调酒服。

剪银丹

专治妇人血瘕，大结成块者，神效。余得道方。

三棱三两，生　莪术二两　芫花　青皮　归尾　大黄　赤芍稍醋煮，焙干

上加减，醋糊为丸，空心醋汤吞下。

换锦丹

专治妇人素下五色带下，神效。

白姜　甘草　龙骨各五钱　蒲黄□两半　百草霜五钱　熟地三两　人参一两　白芍二两　丹绵一两　败棕□两　陈艾

上为末，空心红酒送一钱。红多加阿胶，尤妙。

定惊丹

专定男、妇心惊，手颤掉不止者，神效。此方系左春方，郭希颜传家君云泉的。

朱砂一两　神砂一两　硼砂一两　川芎二两　白芷二两　当归二两　茯神　茯苓　白芍　苍术　牡丹皮二两　木香一两　苁蓉四两　鹿茸一两　山药二两　珍珠一钱　琥珀二钱　人参一两

上蜜为丸如梧实。半空心酒送下。为末甚妙，老酒送下。

别离散

专治妇人胎死腹中，七八日不下者，神效。

麝香五分，另研　官桂二钱

入上等瓷器，末五钱，老酒送下，如神。

如意金刀散

专治诸般风症，七日见效，神速。此方是广西人颜宗孔的。

何首乌一两五钱　蝉蜕一两半　羌活一两　苍术□两四钱，煨　远志一两，去心　朱砂一钱　草乌二两，半生半熟　防风一两　天麻一两　川芎一两半　细辛一两　片脑三钱　白芷一两　雄黄三钱　独活一两　白术一两　两头尖[①]五钱　全蝎□两　麻黄二两　石斛一两　蜂房一个

各依制法，上为细末，每服五分或一钱。量人虚实加减，温酒送下。被盖取汗为度，诸风只消三服，重者不过五帖。

千金不换追痞见虫丸

此方家君云泉翁方，得效甚广。

芫荑二钱五分　槟榔二两　三棱三钱　牵牛三两四钱，半生半炒　使君子三钱半　莪术一两　大黄六钱　木香三钱　雷丸四钱半　锡灰五钱，醋炒　硇砂锅内醋煮　阿魏蒸过

每服五钱，连根葱白汤露一宿为丸如绿豆大。每服四钱，葱汤五更送下。取积痞，用米醋汤下。

快脾丸

三棱五钱　青皮一钱　陈皮一钱　莪术五钱　朱砂五分　茯苓一钱　益智一钱　苍术一钱　白术一钱　牵牛一钱　肉桂一钱　藿香一钱　麦芽一钱　白僵虫一钱　厚朴　大腹皮　草果　丁皮各一钱

上为末，葱白打糊为丸。木香汤送下三钱，神效。

仁风散

专治梅疮瘘癣久不愈者，神效。

---

① 两头尖：即“关白附”。始见于《盛京通志》，为福建俗称。本书卷二“擒龙捉虎丸”中有“两头尖即白附子”。

防风　羌活　何首乌　白鲜皮　牙皂刺　荆芥　薏苡仁　胡麻　金银花　木通俱各一钱　木瓜　蒺藜　连翘　丹头各一钱　土茯苓酒炒，□两　五加皮一钱

上为散，煎，空心半上午临眠服。

断根阴毒京墨虎骨丸

专治梅疮瘘癣，积年朽腐者，筋骨疼痛者，不过一月取效。此方系浙江梅爱月先生的。谢师银五两。

桑寄生一两三钱五分　何首乌一两　石楠藤一两三钱五分　白胶香一两三钱五分　虎头骨一两　地龙一两　木鳖子一两，去油　胡麻子一两　天花粉一两　牛蒡子一两　五灵脂一两　皂刺一两　白鲜皮一两　乳香一两　没药一两　归尾一两　防风一两　蒺藜一两　草乌八钱　京墨一两三钱　苦参一两　枸杞子　地骨皮各一两

上为细末，各依制法，土茯苓煮酒，打糊为丸，如梧实大。空心木瓜汤下，半上午金银花汤下，临眠甘草汤下五十丸，麝香一钱为衣。

拔毒散

专治痈疽，背发疔疮，疬瘘，无名风肿，疖毒。其效如神。

蟾酥一钱　蜗牛十个　白砒五厘　皂角五分　乳香一钱　没药一钱　血竭五分　僵蚕五分，醋炙　穿山甲一钱　川乌　白芷各一钱　雄黄五分　朱砂五分　一叶金八分，即金头蜈蚣，用新瓦焙干，莫令焦黑

上为细末，量人虚实进服。盛者进一分，虚者半分，小儿二厘，老酒调服。要见汗即愈及疮上有汗易治。如无汗，再服一帖，发出。再三无汗者，不治。若是背发，服药三五日，然后用熏背中心疮口上，未服药不可熏。

熏药

杵楂根一斤　糖蜜根一斤　苦参一斤　红内肖[①]一斤

用坛一个，贮水炆极滚，将坛口向疮口上熏出毒水，即愈。

扫云丹

专治大人、小儿汤火泼伤面目十分重者，神效。

用老鼠不拘多少，烧存性，为末掺上。即效，即效。

蟾酥拔毒丸

专治痈疽，背发疔疮，乳痈等毒，奇效如神。

血竭一钱　蟾酥五钱　轻粉一钱二分　雄黄□钱　铜绿一钱　朱砂□钱　胆矾□分　寒水石一钱，火煅　麝香三分　蜈蚣一条，酒炙　乳香一钱　没药□钱　蜒蚰二十一条

上为细末，用蜒蚰打和为丸，如绿豆大。每服二丸，放入葱管内，将慢火煨熟葱，刺热酒吞下，取汗即愈。发[②]在左侧左睡，发在右侧右眠。如乳痈疽毒，用一丸磨酒搽上，其痛即止，神验。

息烟散

专治男、妇腋臭不可闻者，神效。此方京城传来的。

用金边铜钱磨上等□醋，先将肥皂洗净，然后搽上□止。此方虽小，予每采未获此方之效，故曰云耳。重之，重之。

卷云丹

专治小儿各色火丹，神效无比。此方系传浙江梅友竹的。

用蒙山茶不拘多少，米研烂，拦定即止，切莫乱传。石芰

---

① 红内肖：即“红内消”。

② 发：原脱，据下文“发在右侧右眠”语序补。

苲叶擂水搽，又妙。

卷雪丹

专治小儿白丹遍身走注者，神效。即山榄菇草。

用银丝草擂米泔，拦上即止。此二方传来甚贵，子孙不可乱传。富豪之家，可封了银子方治，如贫者不得取钱。

苍龙散

专治大人、小儿吊肾奔豚，诸气刺痛者，神效。

黄牛粪不拘多少，用火存性。每临症进一钱，调老酒，磨自然铜刺服，立愈。又灸法尤甚，令病人正立，以杖比脐停当，取墨移向背后，中心元墨是穴，灸三个丸，断根如神。

振风汤

专治男、妇诸般风热牙疼，神效无比。此方李兰所在建宁传得。

草龙胆一钱半　甘草二分　防风一钱半　升麻一钱半

上为散，白水煎，临症噙上即止。如甚者，再服付筵丹。

傅筵丹

治症同前。

玄明粉一钱　硼砂五分

二味共为细末，用一字擦上肿处，神效。

迎刃散

专治金枪伤重，出血不止者，神效。此方系方都督的。

白芷一两　甘草一两　水龙骨一两

为末，锅内炒赤后，入大黄末二两同炒，以赤为度。后用嫩苎叶、韭菜叶取自然汁，调前四味。阴干后，入杉漆一两，血竭一两，十胎骨五钱，青龙须①一两，赤龙鳞②一两，上为末，收贮听用。一方加冰片五钱，半夏五钱，牛胆制南星五钱，野蒴五钱，神效无比，神效无比。

升打拔毒丹

专治梅疮瘘癣，朽腐积年不愈者，神效。系梅爱月传。

川乌　草乌各一钱半　川椒一钱　葱白一钱半

将水一碗煮至一小盏，后入牙硝一两，待溶化成水，后入硫黄末五分，徐徐掺入，待火起，倾瓷器内成水听用。每帖仁风散内入拔毒丹头一钱，神效。

内府秘传二黄膏

专治杖疮，打成坑，肉皆朽腐者，神效。系韩承奉的。

黄柏　栀子　连翘　黄连　大黄　苦参　荆芥　薄荷　威灵仙　牛蒡　蔓荆子　蒺藜

上为散，各等分，将清油半斤，慢火熬至渣黑，去渣不用，将油熬定，后入黄蜡一两半，白蜡一两，待溶倾入瓷器内后，乘热入细药在内：

龙骨煅过　血竭　儿茶　轻粉　乳香　没药　白芷　大黄　雄黄　樟脑　水银　银朱　麝香

各等分，入内扰均，收贮听用。

摘私胎

用软绵花根一味，插上即下。此药出金华山，根似箭竿黄芪无异，不可嗅，嗅则头疼者真。不可倒上，破些血即下。

---

① 青龙须：即“柳根”。

② 赤龙鳞：即“松木皮”。

如神。

又方

鱼胶一月一寸，炒成珠　穿山甲一钱，炒　牙皂一钱，炒

上为末，临眠空心，五更热酒送下。此方吃下肚，甚难当疼痛，即下。如神。

又方

用雄鸡正发未破身者，取正尾尖上血管毛三根，用自己头发七根缠定，乘热蘸当门子①一分，插上即下，即下。

扫云丹

专治大人、小儿汤火所伤，日夜疼痛，不可②止者，神效。

用人家猪油糯米煎的蜜弹子，不拘多少，烧存性，用麻油调均，搽上即愈，无痕。此方系程合川传的。重之，重之。

解围散

专治男、妇喉生风核，吞咽不下者，神效。以苦参不拘多少，为极细末，吹入一字，神效无比。

光明子

专治男、妇诸般风热，眼目疼痛，烂弦瘙痒者，神效。

五倍子一钱，生　雄黄三分　铜绿三分　胆矾三分　牙硝三分

上为极细末，面糊为丸，不拘大小，手合于定，入眼，俟磨一二次，其风虫即死，其痒即止，神效。

绝妙傅筵散

专治男、妇诸般风牙有虫，牙疼痛者，神效。

---

① 当门子：即“麝香”。

② 可：原作“又”，据文义改。

泽兰根　地稻根　药来根　花椒

上各等分，共捣烂为丸，如梧实大，每用一丸，按在疼处即止。

喝住散

专治男、妇肚腹疼痛，日夜不止者，神效。

用乌肉白鸡一只，老酒醉死，去肠肚，以树稻根三两剉碎，入鸡肚内，用老酒炆熟至烂吃，即愈。效甚，效甚。

断红丹

专治男、妇呕血不止者，神效。此方系金指挥的。但用葫芦干壳、旧败笔毫，上二[①]味各等分，存性，每服一钱，老酒调服，立愈。

付[②]筵散

专治男、妇牙疼有虫者，神效。用红梗鹅肠草、炒盐，各等分，共为末，擦上疼处，再将地稻根用乳汁捣烂，敷两眼上，仰卧片时，其虫从眼中出，立愈。

夺标丹

专治妇人、室女赤白带下，奇效如神。

洗花红纻丝方圆八寸　侧柏叶烧存性　龙骨五钱，生　僵蚕五钱，茶洗，炒　当归头一两，生　归尾五钱，酒浸　灵砂三钱　川楝五钱，酒浸，取肉　金井胶一两　蒲黄炒　川芎八钱　木贼灰一两　秋露茄花三钱　木香五钱　蚕茧五钱　莲子带皮，三钱　真红花头酒

① 二：原作“一”，据文义改。

② 付：通“敷”。涂，搽。《金瓶梅词话》：“永不得着绮穿罗，再不能施朱付粉”。

炒，一两　甘草五钱，炒　祥瑞草五钱，炒　附子一两，水煮百沸

上共为细末，每一钱或八分，苏子煎汤送下。煨鸡蛋亦可。云泉家宝，年五十岁。

遏住散

专治妇人产后，败血作梗，小腹及阴门肿痛，神效。但用班菜，不拘多少，煎水熏洗，即愈。

解水粉法

治男、妇因服水粉未过一七者，神效。不可轻传。

黄铜剉末，二钱　石灰一钱　硫黄三钱

上三味，共为细末，每服一钱，温水洗，烟丹调下，即解。

解人言法

凡人服砒毒未过三日，牙关紧急，由可救。但用鸭公，旋时杀，烧血滴入喉中即解。

又方

用羊血调水服，又妙。

解砒霜法

凡人服山砒霜，未过四五日者，可救。但用千人尝柴根擂水，频频服八九碗，即愈。

救苦丹

治男、妇诸般恶痔疼痛者，七日见效。

宣黄连去芦，四两，净，为细末　鸡蛋七个，去白留黄

调成饼子，新瓦上焙干，为细末，忌铁器。每日老酒调服六钱，次日服五钱，再日服四钱，第四日三钱，第五日二钱，第六日一钱，第七日一并服，立愈。

胜金丹

治梅疮瘘癣久不愈者，神效。

胡麻炒　甘草炒　蔓荆子　蒺藜　菊花　牛蒡子炒　防风　石菖蒲　荆芥　苦参　何首乌　威灵仙　羌活　薏苡仁　薄荷

上各等分，为细末，每服二钱，食后薄荷汤送下。忌一切毒物。

消霜散

治男、妇牛皮风癣，年深久不愈者，神效。

人言一钱，为末，将鸡蛋一个开①一窍，放人言在内，皮纸包，煨熟，存性②为末，用麻油调搽。

二圣散

治男、妇、小儿诸般恶痢，年深休息者，神效。

粟壳一斤，水浸去膜，蜜炒至干，莫令焦黑　大粉草半斤，蜜炒过用，莫令焦枯

二味共为细末，每服一钱，随症各汤引送下。腹痛甚者，木香汤下；腹膨胀，大黄汤下；里急后重，枳壳大黄汤下；红多，赤芍汤下；体虚，人参白姜汤下；急痛，藕节汁汤下；白者，白芍陈皮汤下；口渴，霜梅汤下。

千金不换剪云丹

治妇人月家久泄不止者，神效，神效。

当归　川芎　茯苓　防风　独活　延胡子　乳香　没药　木香　甘草　白术　人参　紫苏　台乌　生地　熟地　木通

---

① 开：原作“闻”，与“開”形近而误，据文义改。

② 存性：原作“性存”，据文义乙正。

泽泻　枳壳

各等分，上为散，姜三片，枣一枚，川椒七个，煎半，空心热服，后兼服玉砂丸。

玉砂丸

治症同前。

明净白矾五两，烈火枯过为末，面打糊为丸，朱砂三钱为衣，如梧实大。空心姜汤送下三十丸，神效，神效。

搜山猛将吐痰丹

白砒六分　白扁豆一两　细茶一两

共为细末，白面一两，和前药调均作饼，将新瓦焙干，为末。大人五分，小儿二分半，淡茶送下，即呕出顽痰，神效。

卷云散

治秃头疮，年深久不愈者，神效。朱国英先生传。

用蛇床子，不拘多少，煎水洗至三五次，以净腥为度。后用黄柏一两，明矾枯用三钱，用真麻油调患处，即愈。

定风丸

治诸风手足颤作，遍身不遂，疼痛，动履不能者，宜服此药。如身上发出隐疹①即效。如无隐疹，宜用别药。

用矾耳草不拘多少，洗净，阴干为末，早米打糊为丸，如梧实大。每用老酒吞五七十丸，即愈。

悉烟丸

治男、妇诸吼哮，气伸不得，无眠者，神效。

① 隐疹：原作“疹隐”，据下文“如无隐疹”乙正。

白砒七分，绿豆水煮至十全①沸　半夏三钱，童便浸一宿，炒过　白矾一钱，五分生，五分枯　铜青一钱二分　绿豆粉一钱半

上为细末，沥水为丸，如绿豆大。临眠用冷茶送下三丸，痰盛者七丸。神效。

又方

南星三钱，牙皂水煮热　半夏三钱，姜汁制过　雄黄一钱　青礞石一钱　人言一钱，绿豆水煮过　淡豆豉五钱

上将豆豉干蒸至烂，同前药为丸，如麻子大。大人服五分，中等人三分，小儿二分半。临眠桑白皮汤送下。先要解表，方可服此丸子。

① 全：原作“金”，据文义改。

卷之二

经验仙方

祖传神效化痰丸

治诸般咳嗽，风痰壅盛，不得倒头，立效，立效。

牙皂二两　南星二两，生用，水漂七日　半夏二两，生，亦以水漂七日，取粉　枳实二两，炒　薄荷二两，叶　白附子二两，生　焰硝一两　礞石五钱　明矾一两半，飞　橘红两半　牵牛头末，一两半　贝母二两　白砒二钱，入明矾内，同煅枯

上为细末，竹沥打神曲糊为丸，如绿豆大，每服三十丸，蜜汤送下。茶亦可。此是绝品咳方。

绝妙生肌散

治远年近日恶疮瘘痔，溃□不满肉者，神效。

用鳝鱼骨一两，存性　将出抱鸡子一个，存性　乳、没去油，各一钱　石膏煅，五钱

上为细末，先用枫树子煎水洗后，干搀，紧紧扎，三日一换。甚者加儿茶二钱，轻粉一钱入内，神效。

神妙化痰丸

治一切风热顽痰，咳嗽火郁，尤效。

石膏□两，火煅　胆星四钱　春雪膏三钱　儿茶一钱　硼砂一钱半　白矾四钱，入白砒三分，共为末，入火煅至雪白　白附子生

上为细末，绿豆粉为丸，如绿豆大。每服二十丸，临眠冷茶送下。

秘传痢疾仙方

首先服此，追积去毒，轻者通利即愈，重者通利而安。又可再服后方。

乌梅七个，去核　百草霜三钱，炒尽烟　江子八个，去油　杏仁二十一个　砂仁九个　半夏九个，煨

上为末，糊为丸，如梧实大。每服七丸，小儿三丸。红痢，甘草汤下；白痢，姜汤下。

痢疾通利后，用之神效。日久者尤灵。用石灰不拘多少，炒赤丸，丸如绿豆大。每服七丸，水打散煎汤送下。

云泉秘方

治跌打损伤，破脑伤风，牙关紧，面目浮肿，大有神效。

当归　防己　麻黄　羌活　独活　升麻　人参　藿香　南星　半夏　苍术　陈皮　僵虫　全蝎　甘草　藁本　川芎　白芷

上为散，姜三片，葱白煎。

香茶饼

儿茶二两　薄荷一两半　木香三钱　桂花二两　沉香一两　白檀香二两　桂枝三钱　白芷五钱　藁本五钱　硼砂一两　细辛三钱　片脑五钱　麝香三分　角茴一两　砂仁五钱

上为细末，用苏合油同甘草膏打糯米糊为剂，印①用。

秘传牙风领药

用蟾酥一厘　川乌尖一厘

共擂烂，丸如麻子大，安入牙缝疼处，即愈。

---

① 印：疑为“即”。

又方

花椒三分　胡椒五分　荜茇一分　细辛五分

上为细末，用真绵裹入疼处，即止。

内消瘰疬仙方

蜈蚣二条，焙干　穿山甲一钱，炒　白芷二钱　僵蚕三钱　当归七钱　川芎二钱　皂角刺二钱，炒　苡仁二钱　金银花二钱　羌活独活一钱　枳实

上为散，半水半酒煎服，效。

又方

当归　川芎　贝母　乳香各一钱　没药二钱　皂角一钱　金银花三钱　防风三钱　天粉[①]五钱　陈皮二钱　穿山甲六钱　粉草六钱

共作四大服，每服用好酒煎。病在上，食后服；病在下，食前服。如病人体盛，可加酒炒大黄；如背发腰痈，可加漏芦一钱，皂角刺二钱。

喉风吐痰神药

藜芦一钱　牙皂一钱　枯矾一钱　雄黄一钱

上为细末，用吹筒将药一字吹入鼻中，即吐顽痰，即醒。甚者加瓜蒂一钱。

绝妙返魂丹

治产后血晕、冲心欲死者，神效。

真郁金存性为末

---

① 天粉：即“天花粉”。

每服一钱，温醋汤送下。

梅疮得效仙方

胡麻　何首乌　防风　荆芥　蒺藜　连翘　牛蒡子　蔓荆各五钱　羌活　雄黄　沉香　朱砂各三钱

或为末，或为丸。每日早午晚，日进三次，或酒、或用茯苓汤下。后用照药。

照药

川乌煨　草乌各一钱　血竭一分　麝三厘　银朱三钱　水银三钱　锡三钱　乳香　朱砂各一钱　硫黄五分

上为细末，每服肥人半分，瘦人一分，一日熏三次。病重照一七即好。

拈痛散

治老年腰疼，肾虚作痛，不能屈伸者，神效。

杜仲一两，酒浸，炒断丝　白茯苓一两，去皮，乳汁蒸　牛膝一两，酒洗，炒　故纸一两，盐酒炒　川椒三钱，炒　青盐五钱，飞　桃仁二两，炒　猪腰子一对，焙灯

上为细末，每服二钱，空心温酒调下。或用煨猪腰蘸药吃，用酒送下亦可。

泻花马石法

用白净牙硝，不①拘多少，入铜勺内烈火溶成水，用铜茶匙挑泻砖模上，取起听用。

治眼翳仙方

用地桃草擂取浓汁，令患人仰卧，用铜匙挑入眼内，三五

① 不：原脱，据文义补。

次，其翳即退。若已无红肿、不疼，翳不可去矣。

软疖仙方

或寻常疖毒、臁疮，皆神验。三日见效，如神，不过五六次即愈。用陈早占谷存性，为极细末，有水干搀，无水麻油调搽。

又方

用干葫芦蒂边壳，带蒂存性，有水干搀，无水麻油调搽，极妙。

心气痛领方

用炒桃仁为末，每服一钱，热酒调服。

又方

明矾枯，一钱　木香三钱，不见火

上为末，饭为丸，梧子大，每服十九丸，淡醋汤下。

秘传梅疮瘘癣仙方

不问新旧瘘癣，悉皆神效。

川乌三钱　草乌三钱

用新铁勺一个，用水一小杯，煎至水干，倾去渣，入牙硝一两，溶成水样，次入硫黄末三分，扰匀，倾入净瓷器内，雪白如冰。此是丹头。

先服十宣散

去人参，发表之后服此方。

金银花　连翘　白鲜皮　荆芥　防风　蒺藜　牙皂　细辛　苡仁　麻黄　羌活

每用前丹头一分，土茯苓一两，白水煎服，一日三次。旧疮用二两。头疼加川芎、白芷；头上有，加升麻；足下有，加牛膝、木瓜、槟榔。又在随时机变加减。

内府秘传乌鸡丸

治妇人久不能孕育，气血俱虚者，神效。

以白毛乌肉鸡一只，用红酒醉死，听用。

人参一两　生地三两　熟地三两　当归全用，一两半　甘草五钱　桂枝①三钱　鹿茸一两，酥炙　天门冬三两②，去心　山药二两　香附一两

以上诸药，各依制法，为细末，将粗药头共米粉为丸，喂鸡。亦莫与群鸡相见，恐失药气。如鸡吃尽药米之时，将鸡吊死，破开，去毛挦净，放入砂窝③内，将旧酒以浸过鸡二指为度，复盖之，以盐泥固封。候一炷香尽，将鸡取起，捣如泥，其骨亦炙为末，同煎药共鸡一同捣成饼。又将煮鸡之酒打面糊为丸，如梧子大，每服百丸，温酒送下。

秘传内府金锁玉柱丹

大能兴阳久战，压一春方。

川椒一斤，净，去目　荜茇四两　官桂四两，去粗皮

以上三味，共一斤八两，用新瓦大罐一个，新汲水四斤八两，慢火入前三味药，煮三炷香，称得止二斤，住火，漉去汁水渣④，将此汁用一小铜铛熬出极浓膏子，如膏药形状，约止有一两模样，取起，瓷器收贮。用蟾酥三分，鸦片三分，研碎

① 桂枝：原作“枝桂”，据文义乙正。
② 三两：此前原有“各”字，然只有一药，故删。
③ 砂窝：方言，即“砂锅”。
④ 渣：原作“楂”，为“查”的异体字。“查”，古同“渣”。

为极细末，掺入搅匀，捻成小丸，如椒目样大，用金箔为衣。收贮一年、二年亦可用。此乃秘方也。

下私胎仙方

此方不可乱行，减□。

用大眼杨根一中指长，要小指大，白者佳。每早晚不拘时插入玉户中，约人行五里即下。人坚盛者，再用独脚莲空心擂酒服，即下如奔马。

内消瘰疬仙方

防风三钱，去芦　荆芥三钱　蜂房三钱　薏苡仁三钱　皂角刺三钱，炒乎烟　荆芥三钱　木通三钱　甘草节三钱

上为散，用土茯苓四两，肥株子九个，同煎，服至十日，取效。

仙传白单肿方

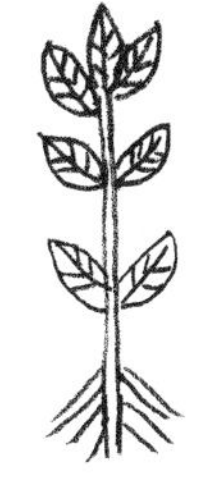
牛舔舌草

此病不载方书。大抵此病多因食壅伤脾而至，治之在速，倘然迟缓，多不救矣。此病眼胞虚浮，如有水状，手足浮肿。小童爪甲下有血路，难治；大人心肿气急，难医。用牛舔舌根煎水吃了，过三五次，即日有效。或气急，加树上烹冲藤二三寸，同煎；或又加白鸡冠花、葫芦壳，能消气。或随证加减，在人活变。

此草叶类桃叶，面青背白，周围有刺，根下有卵，如天门冬样。金铃山多。

神效白蛇缠方

用包过盐的蒻叶，存性。有水干掺，无水桎油调搽。

绝妙蚁子楼方

用冬菭叶挪烂，蘸米泔擦上即好。

内消瘰疬仙方

何总兵传。屡得效来。

陈皮　升麻　当归　羌活　甘草　贝母　五加皮　牛膝　穿山甲　天花粉　荆芥　防风　连翘　黄连　乳香　没药　胡麻　金银花　麻黄　牙皂

上为散，白水煎，临睡服，加酒一小杯刺服。病久加白术、苍术。

梅瘘方

防风二分　荆芥二分　牙皂二分　蒺藜二分　金银花二分　羌活二分　独活二分　连翘二分　牙硝各等分

上为散，土茯苓四两煎，日进三服，七日见效。

又方

治癣。

防风二分　荆芥二分　麻黄二分　皂角二分　牙硝二分　生地二分　熟地二分　连翘二分①　蒺藜二分，服过七帖，不用蒺藜

每用土茯苓四两同煎，二十帖取效。

上为散，水煎服。聂敬所方。大有神效。

瘰疬仙方

乳香　没药　金银花　皂刺　白芷　归尾　陈皮　甘草　赤芍　天花粉　穿山甲　防风　贝母

---

① 分：其后有“各一两半”，删。

上为散，酒煎服。七日见效。

老痁仙方

甘草一钱　槟榔五钱　常山五钱　青皮　陈皮　白芷　苍术　草果　肉桂　柴胡　人参　香附

上为散，用酒煎。未发先一时服，连进三朝，永断根矣。

梅疮风癣毒疮领药

防风　荆芥　白鲜皮　归尾　生地　穿山甲　皂刺　金银花　连翘　蒺藜　牛蒡子　胡麻　黄连　独活　羌活

初服加芒硝、大黄，久不用。

秘传一扫光干疮方

蛇床子　大枫子　木鳖子　枯矾　川椒　硫黄　水银　雄黄　杏仁各等分，制用　青矾炒

上为细末，有水干擦，无水油调搽。神效。

治破伤风及无名风肿疖毒

用鱼腥草根叶，入有节竹筒内，一头用泥封，入火内煨熟，取出捶烂，敷患处，有脓即出脓，无脓即消。大效。

治腹中痞块仙方

用威灵仙煎酒，三碗煎至一碗，空心服下，三五次即愈。神效。

治痔仙方

不问男、妇，远年近日，二十四种痔瘘，不用刀针，大有神效。

枯痔药　白砒二钱，为末　白矾五钱，为末

二味入铁勺内，先用白矾末一钱，又放砒一钱在中，下又

放一钱白矾盖面，将慢火熬至烟净，出火毒，入后药：

儿茶一钱　血竭五分　蛇含石一钱，火煅，醋碎　芫花一钱　朱砂五分　雄黄　硼砂一钱　乳香五分　没药五分，盐蒻上，□去油　轻粉五分　炉甘石一钱，醋碎

上十二味共同一处，为极细末，将五分之一用液津调开，捏作薄薄饼子，如此大药饼，又做此簪脚大△，阴干听用。上医大凡医痔之法，首用唤痔散，当先唤出痔来，才好下手上枯痔药。

唤痔散

单用生胡椒一钱，为极细末，空心用生酒一碗，随量大小送下。待半上午，其痔即翻出外来。方用津液调前枯药如稀糊样，周围搽上枯药，谷道中纳一药饼，痔孔内插上簪脚样的挺子一枚，后用白纸封固。但上药之后，疼痛难禁，则不必忧心。书云："若药不瞑眩，厥疾不瘳[①]。"故曰"恶病还用恶医也。"但是上药之后，血即随手而止，疾则刻日而安。每日三洗，三换新药。若是大便坚硬，须用大黄酒蒸透熟，为极细末，每日用酒调服一钱，以稀粪为度，间服猬皮散。

猬皮散

治一十四种痔疮出血，里急疼痛。

槐花炒　艾叶炒　枳壳　地榆　当归　川芎　黄芪　白芍　白矾枯　贯众　猬皮炙，各一两　头发埋灰，三钱　猪后蹄重甲炙，十枚　皂角炙黄，去皮，三钱

上为末，炼蜜为丸，如梧子大。每服五十丸，煎米汤下。

---

① 若药不瞑眩，厥疾不瘳：出《尚书·说命》。其意为服药后，若人体没有明显反应，则疾病难以治愈。

换药敷至六七日，看痔疮变黑色坚实，捻搋[1]不疼，方用浸洗之药，拔去病根。若是痔疮未曾干枯过脚，还要上药几朝，以干枯坚硬为度。

浸洗脱落痔根方

用生艾叶、白头翁、索濯[2]、冬青叶、左缠藤[3]、棉花子及各样疏风散血之药，煎出水来，将痔疮熏洗。待药水温温之时，坐在脚盆之内日日洗浸五七次，待其痔疮浸洗至五七日之内，其痔根自然脱下，以落尽为度，才不用浸洗，待落下痔根之时，随用生肌散掺在痔窠之内，每日又用新鲜药频洗，吹上生肌散。首尾前后半月之内，可以除根脱体而复旧也。

生肌散妙方

嫩老鼠子一个，焙干，存性　鸡内金三钱　乳香一钱　没药二钱　儿茶三钱　轻粉一钱　甘石火煅过，三钱　雄黄一钱　破丝网巾烧灰，二钱　血竭一钱　孩儿骨烧存性，一钱　陀僧火煅，水飞，一钱　黄柏末一钱　大黄末一钱

上为细末，一日一次，洗换新药，自然生肌，平复矣。此方原系家君云泉翁传浙江姜东桥方，原谢银十两。予今因堪舆远出，无暇于医，愿出此方，以公天下，岂不怀区区之小补云。

云泉三补丸

论曰：人之一身所赖者，心、肾、血也。心虚则神不守舍，肾虚则志无所依，血虚则百骸失养。三者既虚，百病由斯而作

---

① 搋（chǐ 尺）：同“拽”。《正字通手部》：“搋，又与拸同。”又：“拸，拽也。”

② 索濯：所指不明，据上下文义，疑为“蒴藋”。

③ 左缠藤：即“忍冬”。《救荒本草》：“本草名忍冬……一名左缠藤。”

矣。予幼承先君云泉翁庭训，尝谓累济人者，惟三补丸，大有奇效。药味不多，不沉不僭，不热不寒，药性平和，深得一物专攻之旨，庶无味杂效迟之过。用茯苓足以补心，能安神定惊悸；故纸能滋肾，益精养气健腰膝；真没药最能养血调气，和脾胃，导气归原，引血还经，不致妄行。此气血二经之神药也。专治男、妇心虚血少，神不守舍，精神恍惚，胆战心惊；肾经虚弱，阳事不兴，腰膝酸痛，遗精白浊，孕育无成，面色萎黄，肌体消瘦。服此未过一七，血脉和顺，精神畅舒，倍添颜色；阳道渐兴，腰膝康健，须发和柔，满口有香矣。其功不可尽述。故《养真玉旨》有云：妙□音自药，三般精气神，天缘母子互相亲，若能摄养无偏胜，百日后教身自轻。三者既安，百病又何生也。我云泉翁深得《养真玉旨》之意，而济人者多矣。予不敢私，集之以为天下养生之公器。

白茯苓四两，去皮轧汁，拌匀，浸蒸三五次，晒干　破故纸半斤，盐酒浸透，炒干令香，不可焦燥　真没药四两，用陈旧红酒浸如饧糖样，蒸熟，留入糊中为丸

上为细末，用红酒浸早米打糊为丸，如梧实大。每服五六十丸，空心盐酒汤送下，老少皆可服之，神效。

祖传梅疮瘘癣仙方

用芭蕉蔸，阴干剉碎，每服一两，用好酒煎，一日三服，不过七日即愈，断根如神。但服此药，忌一切毒物，不可食好猪肉，吃要去皮。人虚可服养血去风之药，在服之时，要戒盐断酒及毒物。

梅疮妙药

松香　百草霜　朱砂　水银　黑铅　硫黄各二钱

共为末，作七条，香油浸三日，一次照一条，三日一遍。

伤寒咳嗽，热嗽领方

滑石六钱　南星三钱　半夏四钱　巴豆二钱，去油　大黄八钱　黄芩一钱半　轻粉一钱

共为细末，滴水为丸，如绿豆大。每服十三丸，白水送下。

治色眼及虚眼还睛妙丸

楮实子二两　覆盆子一两　枸杞子一两　车前子五钱　木通一两　密蒙花二两　白蒺藜一两，炒　防风五钱　荆芥五钱　连翘五钱　川芎　当归一两　白芷一两　生地　熟地　人参　甘草　青盐各五钱　山药□两

上为细末，炼蜜为丸，如梧实大。每服六十丸，家菊煎汤，半空心下。

云泉方寸金丹

治惊风症。

南星二钱　豆豉二□　半夏一钱　雄黄三□　白砒七分，鸡蛋制　草乌　牙皂各一钱

内有真传，甚妙秘。

面糊为丸，苜子大，空心茶汤送下，每服七丸。又治痰喘咳嗽等症，皆效。

江惕吾方

治烂弦眼。

用铜茶匙将麻油灯上炼红熟，扯开眼皮，将铜茶匙熨上，自冷至热，频频熨上三五七次，将后药搽上，三五七次即愈。

北艾叶一钱　铜青三分　杏仁二钱半　当归一钱半

上为细末，用纸卷成筒，存性，每用一字，用烧酒调开，

搽上眼弦，五七次即好。

解水粉法

陈久旧壁土，为极细末。用早占秆淋�调下。

治狗咬方

老鼠粪为末，掩上伤处即好。

治水湿疔疮

橙子叶火内煨熟，用小便拖过占上。

万选方眼生翳障吃药

牛蒡子　蔓荆[1]子　蒺藜　□□　栀子　石决明　归尾　赤芍　木贼　细辛　前胡　甘草　莪术　黄柏　荆芥

初服用大黄，痛加羌活，或加些雄黄。

上为末散，煎服。

祖传方

小便不通。

淡竹叶煎水服。用盐填满脐内上，再用火熨之即来。

消瘰疬仙方

防风　细辛　蜂房　薏苡仁　皂角刺炒净，切　荆芥　甘草　木通　肥株子取仁，去黑皮　僵蚕各三钱

服用硬饭四两同煎。上为散，白水煎服。

治蛇咬仙方

用灌菜根，同红牛膝擂酒，频服。

---

① 蔓荆：其后衍“京”字，据文义删。

又方

用鹅掌柴擂酒服，立效。要独直上者妙。

治蜈蚣咬方

用灌菜根擂酒吃，渣子敷上伤处。

又方

用耳屎搽上。

泻痰丸

治一切顽痰壅盛，喉内作声及大小便不通者。

用大半夏一钱，生　大南星一钱，生　巴霜五分　白附子□钱

上为细末，糯米糊为丸，如绿豆大。大人三分，小儿三厘，清茶吞下。大便中去痰，空心服之即愈。

下私胎方

用紫河车蔸擂酒，空心服。早间服半，昼来倘人体盛者，再进一服，即下。甚者月数多久，须用红牛膝夹当门子如中指长，用白线缠定，插上子宫，一伏时即下。可取前牛膝以验来了不曾，不致被他欺隐。线红了是真。

止血合口仙方

刀斧所伤及跌扑，头目四肢血流不止。

用杨梅树皮，焙灼为细末，掩上即止血住痛。

虫癣仙方

皮硝五分　淮盐二钱，生

上二味，用津液将槟榔磨如粉烂，后入花椒末三钱，一同和匀收贮。不拘痛痒，擦过五七次即好。宿若小便□及腹痛，

即用益元散调水服，无妨。

金蝉吐烟方

用松香三两　牙硝一两　樟脑一钱　细茶一两　牙皂二两　雄黄五钱　核桃壳二两

为细末。外用榆皮作糊，卷定，药如小指长大。用簪子引一小孔，阴干，用红白纸封裹，这头燃着，那头出烟，绝妙。不问诸般恶疮，熏之。不过二个即愈。此系王云泉方。

治远痔瘘仙方

雄黄　硇砂各五分　乳香　没药　归尾　白丁香　芫花各一钱三分　巴豆去油，五分　蟾酥三分　岩泉石一钱　真番砂白的佳，黄的假　轻粉二分　甘草一钱　黄蜡三钱　川乌　草乌　门前挂蜘蛛四五十枚，连纸包，放在瓶内　黑铅二分，都放瓶内

用水三碗，煎成一碗，去渣。将丝线二三钱放瓶，将纸封固，再煎一二钟，将线取出，一日一浸或二浸，干了又浸，七日为度。用蜘蛛丝打合丝线听用。有口授。

治白瘴浮肿仙方

专治大人、小儿四肢腰肚浮肿不消，五日见效。

用牛刮浪根　木槿花根

用二味煎水，同鸭卵一个，炆熟吃。不过三次即消。

又方

用槐角五钱，槐花五钱，地榆七钱，山慈姑六钱，赤芍四钱，□□□□，水炆熏痔上，即消肿住痛。若熏得痒，再加地榆□钱熏，□□□。

消痔领方

不问男、妇，诸痔肿痛、不能行动，神效。宁台山传古

山人。

用无烟处倒刁龙为细末，用一钱放在棍子上，令患人骑在药上，立时见消止痛。

翻胃腹痛领方

六脉洪大有力，多是胃火动而然，用辛温之药多不效。

川连一两，酒炒　栀子仁二两，炒　蔓荆子一两，炒　西香□两，炒　香附□□，童便炒

共为细末，每服一钱，白汤送下。

治小儿火焰丹

遍身红赤如锦文者，日夜啼叫不止，不治即死，临危。大有神效。

用石芰芊叶浓浓擂水，将鹅毛刷上即止。不过三五次即消，甚妙。

内府化痰丸

治火痰郁盛，神效。

石膏火煅，二两　白矾生二钱半，熟二钱半，共五钱　白附子五钱　百药煎[①]五钱　钟乳粉五钱　寒水石五钱生，五钱飞　粉草二钱

上为细末，霜梅肉为丸，如绿豆大。每临食后，用蜜汤或细茶送下一钱，立效。

蛊肿食疳二积悉皆神效领方

石干[②]一钱，不见火，服此药要断荤　木香一钱　槟榔一钱　牵牛头末，一钱

---

① 百药煎：五倍子同茶叶发酵而成的块状品。始见于《本草蒙筌》。

② 石干：即“夜明砂”之俗称，又名“石肝”。

共为细末，每服一钱，空心冷茶送下。

神效惊风丸

治小儿惊风、痰盛抽搐，神效。

石膏火煅，二两　神砂五钱　真麝一钱　牛黄三钱　天竺黄三钱　礞石三钱　白附子五钱　全蝎三钱　牙皂三钱　雄黄二钱　胡连五钱　细辛五钱　羌活五□　草乌白者，□炒赤色

上为细末，滴水为丸，如小指大。每用薄荷、银器煎汤，磨水下；或用麻黄、甘草煎膏为丸。

熏痔仙方

不问诸痔，悉效。但不断根，只可消肿住疼，止一月而已。是领方。

用木绵花根擂酒服，即效。

又将绵花子煎水熏洗，三四次即消。烧烟熏亦可。又可治蛇咬。此根又可下私胎，用一根插在子宫即下。切莫轻易传人。

下私胎方

用醋炆杏树根皮，空心服即下。再用前药上之，犹速。前药即绵花根。

吐血仙方

不问男女，呕血成盆，日夜不止者，神效。

牡丹皮　赤芍　生地黄　贝母　淮木通　川连　川黄柏　桑白皮　栀子仁盐水炒　柴胡　薄荷　干葛　枳壳　蒲黄　百合　天花粉　茜根即红内消　桔梗　条芩　天门冬

上为散，灯心、茅根煎服。

治杨梅疮筋骨疼痛方

白砒三钱　雄黄二钱

共为细末，黄蜡二两，茶油六钱，如无茶子油，用麻油亦可。先将油煎老，再下黄蜡，一同调药为丸。先服一分半至二分，服过五七日，服三分重止。用硬饭煎汤送下，或花椒汤送下。后来平伏，可用猪油同鸡母、鹅、鱼煎炒。

又方

用川江子去壳，擦患处，其痒即住，其虫即死。神效。

熏痔仙方

蓖麻子　倍子　皮硝　川椒各五钱　矿灰二钱

上为散，炆熟，先熏，待温时用水洗洗，每日三五次，不过七日即愈。

痢疾领方

矿灰不拘多少，炒赤为细末，用陈醋打糊为丸，如梧子大。每服五分，不过三服即效。先解表，后用此收功。随症汤下：渴甚，梅汤下；肚痛，木香下。

治大小便七八日不通

诸药不效。此是领方。

用三月桃花不拘多少，收贮，晒干为末，临疾用半分，蜜汤调下即通。

贴疬千槌膏

蓖麻子　木鳖子　大枫子　乳香　没药　枫香　松香　杏仁　铜丝各等分

上为散，捣千余杵，作饼，贴患处。一日一换，其疬自消。

秘传瘰疬仙方

初发只是核子，用有针二枚，缚同一处，先令患人以剪刀草、葤菊蒐先擂酒吃，看疠子红盛，用前针带斜、周围刺出血。用独活叶捣烂少许，片时随用，金箍散敷上，对昼一换，又如前针出恶血，如此三五次，间服前君臣药，半月取效。若是先烂之时，流脓出水，用盐茶或黄花草煎水洗净，用香灰入油少许，调作丸子，入疮口内攒去脓汁干净，用毛栎柴子不拘多少，存性，为极细末，掺入口中，即能生肌。合口加百草霜，周围亦用金箍散敷定，倘有核子未破，亦要针。治背发亦用此方。

金箍散

用山枇杷柴刮去粗皮，取中间黄皮，一两　牛奶根五钱，皮

上同作一处，焙干为细末，用冷水调开如稀糊样，敷上患处，用火纸掩之，一日一换。若一转手，再加生百合捣烂，敷四围，留顶出气。

火烧药

用猪油炒火米至焦黑，为末，掺上患处，即干水生肌，甚妙。

跌打住痛仙方

用炒桐根擂酒即止。内加千下捶苎根尤妙。

宝珠丸

治产后瘀血冲心，作寒作热，疼痛难当。恶露不行，服之即通。神效。

用上等真正油烟京墨不拘多少，捶烂，入水少许，以瓦器乘之。火上温热，待令可丸时丸，如梧实大。每服十五丸，神砂为衣，空心随饮送下。痛止血行，大效。

下私胎方

用臭樟根比中指长，入□□□，过半日即下。一头用鞋绳

系定，不然人子宫伤人。至验，至验如神。

下骨仙方

治诸般猪、鸡、鱼等骨，吞住喉中，不上不下，命在须臾，用之神效。

用骨见消草根为细末，每用一字，用气管吹入喉中，其骨即消矣。此药不可近牙齿，若沾之即落。此药又可消腐骨。此药叶如车前草叶，根如灯心，即是玉簪。

家传化毒丹

治瘰疬断根。

蝙蝠一□，酒浸死，焙干为末，如无，夜明砂代　蛇蜕五钱，存性　海藻一两　昆布一两，各米泔洗之　归尾一两　川芎一两　白芷五钱　防风一两　荆芥一两　斑蝥二十五个，去足翅，用糯米炒黄

上为末，每服一钱半，空心三服。

又方

内消[1]　防风　荆芥　羌活　独活　白僵蚕　全蝎　五加皮　大风行[2]　蝉蜕　连翘　当归　白芍　白芷　川芎　甘草　玄参　苦参　陈皮　人参　蛇脱炙焦　海藻　金银花

上为散，用好酒、葱白三根煎。忌口。十月收功。

又方千金内托散

黄芪　厚朴　当归　桂心　甘草　白芷　川芎　桔梗　人参　防风　连翘　乳香　没药　木香　金银花

葱三根，空心频煎。前二方任做丸、散服。

---

① 内消：即“红内消”。

② 大风行：不明所指。存疑待考。

升麻葛根汤

治小儿临出痘疹之时，二潮将出之时，用此药先表之，热服取汗。

升麻　白芷　粉草　干葛　薄荷　防风

上为散，姜三片，葱一根，煎服。疑似之间，□可服。

木香散

治小儿痘疹不光润，或出、或不出之象，色不红活者，可服此。

通药仙方

用二月收桃花不拘多少，阴干为末，每服半分，蜜汤调下。

又方

用乌桕树根皮煎水，服一碗即通。

梅疮照药

三日见效。

朱砂七分　蜈蚣一条，存性为末　条枣二个，去核，即圆枣子

上三味一同捣烂，枣子肉为糊，作条子，用灯心二根夹定，麻油点着，用絮被盖，倒照熏，毋令病人口受烟气，频频挑起药条。作渴时用猪肉汁咽下，夏月用西瓜汁咽下亦可。照后略泄一二场，只消一次熏过，三日之后，用热水洗净，其疮即落矣。此方要打合后面照条□妙。

鼻衄仙方

用棉絮存性，不可大过，成白灰无用，每用一字，吸鼻中即止。

崩漏仙方

用糖□□根剉碎，醋炒为散。每用一两，将鸡蛋一枚同煎酒，空心服。煎水亦妙。不过三服。

解服毒药方

麦门冬　赤芍　陈皮　槟榔　大腹皮　黄芩　西香　黄连　木通　枳壳　甘草

上为散，白水煎服。

服水粉方

用早占秆淋漾，调陈壁土、滑石、甘草各等分，为末，频频调服。

古墙旧茅屋上陈秆尤妙。炆水亦可。

牙疼方

用黄竹上天盐虫，黄麦上有，不拘多少，焙炕，再用枣子一枚，存性，同为细末，擦上疼即止。

痏疮蜡烛发

诸般药捲上，皆水浮去，惟此药极效。

轻粉二钱，用皮纸包定，醋浸涨，用熨斗乘火熨干，再浸湿，又熨，如是三次　破伞纸一两，存性　真金箔五十张　牡蛎三钱，存性，水飞

共为细末，捲之即效。

去痣方

用福州碱水小半杯，染店、饼店皆有，入炒热矿灰一茶匙在内，调匀入罐，收起听用。将痣子洗去油，粉干净，将药点上一次，待干了又点一次，如此者三五次，即见痣子沉了。待过三日，其痣落去矣。

搽杨梅疮方

用铜青、胆矾各等分，用醋调搽，即干水就好。

背发仙方

不问无名风肿，背发痈疽，已破未破，悉宜蒸熏，悉皆神效。

但用石山上生的金星草一味，炆醋熏蒸三五次，三日内取效。□煎药，随人活变。久不愈，三角角枫同炆熏，尤妙。此药生在石上，背上有对对金星，草叶如小指大、小指长，有高大者不是。

闻见得效方

治远年久泄及月家等泄，诸药不效。

但用老鸭母一只，空心随意和汁吃，不可过餐，尽一日食，再服石矾丸即愈。

石矾丸

是石灰醋炒，有制法。

白矾枯　硫黄生，各等分

醋为丸，空心服。

灸偏肾法

但于里膁[①]螺蛳骨[②]上、比起四指上，是穴名三阴交[③]。灸七壮，男左女右，即断根止痛。奇效如神。但用四指排螺蛳上，此乃是一掌尽处，是穴。

---

① 里膁（qiǎn 浅）：小腿内侧。

② 螺蛳骨：脚踝。

③ 三阴交：原作“三阳交”，据文义改。

回春丹

治痘胞、痘痈毒，用生葱和蒸烂淡豆豉捶烂，敷裹患处，即去毒烂，后生肌合口。生肌用经霜白牛粪为末，绝妙。此药虽贱，有大效。

见闻得效方

臁疮、裙裣发，年久不愈，此药神效。

用酸枣核存性，为细末，掺上，大能干水生肌，又止痛合口，神效。

熏无名肿毒、痈疽、背发仙方

悉皆神效。

用野漆柴皮同野枇杷柴皮，将纸单卷成筒，燃着，烧烟熏至痒，即止；有脓即出脓，无脓即退。

又方

用臭蚁薮、露蜂房、雄黄、艾烧烟熏之，即退。

又方

用妇人鱼布烧烟熏之，尤妙。上用衣盖定，莫走烟。

便毒仙方

用羊角存性，每服三钱，老酒调服。甚者再服，即愈。

治妇人茄病仙方

用石灰炒过，淋漉、熏洗，三五次即愈。

又方

用凤仙花煎水洗，亦妙，神效无比。万金不传之方，立刻见效。

收肠散

小儿突出大肠，用菱角壳阴干，煎水熏洗三[1]五次，用真麻油搽上四围，永不出矣。

治梅癣仙方

并鹅掌风，绝妙无比。

用皮硝五钱，入酒镟[2]中，将水二碗调开，平滚，将手足入内浸洗久久，待冷了，又收起，又加一钱，再烧滚，如前浸洗。一日三次，次加皮硝一钱，如此以去硝二两，□□洗癣，至如蜂数样，粗皮尽去，再用搽药收功。永远不发，断根。

搽药

银朱　海螵蛸存性　花椒　没药制，各□钱

上为细末，用乳汁调搽。手上有搽手上，脚上有搽脚上。将火烘干，如此三五次，即断根。

止盗汗方

用胡椒七粒为末，将津液调搽脐上，用手帕扎定，汗永不出矣。

治臁疮方

先将臁疮洗净黑了处，再将利瓦刀打出毒血，又用青布，小便打湿盖定，将灯烕[3]其上。又用黄牛粪同豆豉、黄泥各等，一同作烂，随疮大小，做成饼子贴上。将伞纸乱针眼子盖定，

---

① 三：原版残缺，据上下文义补。

② 镟（xuàn 炫）：温酒器。《六书故》："温器也，旋之汤中以温酒。或曰今之铜锡盘曰镟，取旋转为用也。"

③ 烕（xuè 谑）：同"灭"。《正字通·火部》："烕，同灭。"

扎住。一日一换一洗，不过三日即愈。不怕新旧，即效。

治大便不通仙方

用蜂蜜、生葱一同捣，纳入谷道一伏时，甚者加皂角末即通。

梅疮吃药

七日即愈。

防风二钱　细辛一钱　川乌面包定，煨熟，六分　草乌乌豆同炆，以豆熟为度，六分　粟壳一个，去蒂膜　皂角子五个　共作一帖。用生猪油五钱，要公猪的，母猪不用　土茯苓要白者，二两切碎，晒干秤入，湿者不用

共作一大罐，用水碗半，酒碗半，共三碗，煎至二碗。空心早一服，半上午一服，下午一服，一日三次，不过五六日收功。要速效，再用搽药。

搽药

用红赤杏仁、儿茶、轻粉一分，随疮多寡，合药多少在人。但此药不多合，多则过性。

上为末，用猪胆调搽。鹅胆调搽又更妙，只是少有鹅胆。

蜡烛发方

绝妙，妇人阴蚀亦同。烂去一边亦效。

乳香制　没药制　儿茶　血竭　轻粉　海螵蛸存性　白芷各一钱　海巴子一个，存性。此是海里的，全在此味，人家穿锁匙多有　上等冰片一分

上为细末，掺上及干水住痛。间服防风通圣散、黄连解

毒[1]汤，尤妙。

乳痈方

用三角枫藤擂酒服。

又方

用瓜仁草[2]擂酒服。

又方

紫金皮擂酒服，尽效。王武烈方。

治臁疮仙方

不怕新旧，悉皆神效。勿以药贱而弃之。

用明矾枯过，为细末，用马恰苋叶、新择嫩叶七皮，上面用布针乱刺刺破眼子，看疮大小为法。将枯矾末掩在叶上，又将一皮隔住矾末，又用一皮隔住，层层如是，以叶七皮为止。上面一皮盖叶不刺破，周围用线缝定，使不走作，听用。

先将患者将盐、茶洗净，用药叶贴在患处，紧紧扎定，一日洗一次，扯去一层叶子，又将原叶贴上扎定。如是者不过二服，共一十四叶即愈。但皮上一层叶子不必刺眼子。皮叶上入枯矾末，贴肉不可下矾，要把一叶隔住。神效无比。传自胡梅溪。

治一切恶眼阴丹领方

大去翳障，新旧皆效。

雄黄一钱，火煅　胆矾一钱，煅　硇砂火煅，一钱　朱砂一钱，火煅　没药　乳香　血竭　硼砂　铜青各一钱，火煅

① 毒：原脱，据文义补。
② 瓜仁草：即“半边莲”。

上为细末，滴水为丸，如梧实大。每用新汲井花水化开，旋加冰片少许，点上，火赤等眼皆效。

治咳嗽领方

粟壳　甘草　陈皮　木香　柴胡　没药　麻黄　细辛

上为散，白水煎熟，入真正麻油一茶挑[①]服。

治百病心疼气，立时见效神效方

乳香五分　没药五分　木香五分　丁皮三分　粟壳一钱，炒　陈皮一钱　甘草三分　石膏五分　自然铜五分，煅　麻黄五分

上为末，每服一钱，临时随宜汤引下。

治梅疮照药

水银一钱　银朱一钱　雄黄五分　黑铅一钱，溶化，合水银

共为细末，分作八份，用皮纸卷成条子，麻油点照。口内含水，一日照二根药条，上用被盖取汗。

治肠风箭血痔瘘顶方

槐角　地榆　当归　防风　荆芥　赤芍　黄芩　黄连　龙胆草　枳壳　甘草

用水煎，空心早服，奇效如神。

又方

用白鸡冠花阴干，一两　冬瓜皮二两，焙□　百草霜五钱　三漆[②]一两

共为细末，每早空心用好酒调送一钱，即愈。

---

① 一茶挑：方言，即一茶匙。

② 三漆：即“山漆”。

祖传得效凤凰丹

专治隔食翻胃，大有奇功。

云泉评曰：此翻胃呕逆，食不下咽，或时下去，或时吐出，或时作痛。自晨至午，自午至晨，暂痛暂止；或时口吐清水痰涎。此疾原因七情过度，四气相侵，胃中火动而有湿热，湿则生虫，理固然也。此虫生在胃间，先小后大，常常游行胃管之间。其虫行动，令人心脾疼痛难禁。吐气则令人口吐涎沫，吞酸腥臭则呕吐。此虫得食暂止，闻香即动，阻滞饮食不能入腹。此虫一饱，入胃不动，则令人其疾稍可；其虫一饥，其疾又作。此虫一闻药气入胃，则奔走令人愈痛，呕吐不止，其他方药则不能治之矣。惟我家君云泉翁此方入胃，其虫闻知药气，则沉伏不动。久之其虫化成脓血，从大便中而出，累活千人。但云泉常有诫言：此疾乃是前世冤尤，今生业障。苟非诚心正直之人，则不当与之治也。此虫生于胃中，形如鳖，身红、头乌、爪黑、肚白。大者如蟹，小者如钱，形状古怪。曾有一贵戚公子患此疾，原因色欲过多，日夜呕吐，疼痛不止，愿出百金召医。请得一高僧至，对公子云："千金易得，一命难求。此疾我能治之，非千金不可瘳矣！"公子慨付千金，追出此虫，遂去病根矣。惟家君云泉翁，素以尊贤礼士，广接高人，剸金置币，传得此方。予不敢秘，书之以公天下，亦济民利物之盛心也。诸古方中多不及此。或曰："无虫！予不信也！"《金刚经》云"若湿生"，其斯之谓欤。此虫渐渐长大，食人心肝，闻香即动，有进前之能，无退后之力。久而不治，为患不浅矣。方具于后：

用乌肉白雄鸡公三斤重者，只将东流水喂三日已，后用炒老□米喂三日已毕，用真正乌梢蛇，切如指大，与鸡食。食尽一蛇，□□笼定喂之。待鸡撒出其屎白如银，收贮，炒炒为末。

用蒸烂肥满乌梅肉为丸，如梧实大，朱砂为衣。每服五七丸，量老少虚实加减服。如无乌梢蛇，以山中四足小蛇数十条代之。四足蛇俗名全管，处处有之。或为末，每服三五分，至七分止。少者用川椒汤送下，体虚及老人以烧酒送下。十余次即断病根，后须调理脾胃为佳。

又方

桑树上蛀虫屎，焙炒为细末，用猪肺蘸吃三五钱即效。但服药时最要得法，缓缓吞下，将呕则莫食，徐徐又进。或用冰姜或生姜呷，此服药止呕之大法也。

内府秘传补阴丸

论曰：人之一身，阴常不足，阳常有余。况节欲者少，过欲者多。精血既亏，相火旺则阴愈消，而痨伤咳嗽、咯吐、便血等症作矣。故宜当补其阴，使与阳齐，则水能制火，而水升火降，斯无病矣。故丹溪发明补阴之说，谓专补左尺肾水也。古方滋补药皆补右尺相火，不知左尺原虚，右尺原旺，若左右平补，依旧火胜于水，只宜补其左、制其右，庶得水火俱平也。右尺相火固不可衰，若果相火衰者，方宜补火。但世之人，火旺而致病，十常八九；火衰成疾者，百无二三。且人在少年，肾水正旺，似不必补，然欲心正炽，妄用太过；至于中年，欲心须减，然少年斫丧既多，焉得复实？及至老年，天真渐绝，只有孤阳。故补阴之药，自少年至老，不可缺也。丹溪发明先圣之旨，以正千载之讹，其功博矣。今立补阴丸，备加减于后。

补阴丸

黄柏去皮，酒拌，炒褐色　知母去毛，酒拌炒，忌铁，各三两，净败龟板酥炙透，二两　熟地酒浸蒸，忌铁，五两　锁阳酥炙干，二两

五味子一两　甘枸杞二两　天门冬去心　白芍酒炒，各二两　干姜炒紫色，三钱，寒月加二钱

一方

用肉桂五钱，不用姜，须当用桂更是。

上为细末，炼蜜为丸，入猪脊髓二条，和药杵匀为丸，如梧实大。每服八九十丸，空心淡盐汤下。寒月用温酒送下。若有梦遗精滑者，加牡蛎□□□□七次，一两一钱　白术一两　山茱萸椿根白皮炒过，各七钱

若赤白浊，加白术、白茯苓各二两，山栀仁、黄连各用酒炒，五钱。

若软弱加牛膝酒洗，二两，虎胫骨酥炙，二两，防己酒浸洗，五钱，木瓜五钱。

若有疝气，加苍术盐炒，一两半，黄连姜汁炒，五钱，山栀仁炒，五钱，川芎一两，吴茱萸炒，五钱，青皮去瓤，五钱。

若脾胃虚弱，畏寒易泄者，加白术三两，陈皮一两，干姜炒，七钱。

若眼目昏暗者，加当归酒洗、川芎、菊花各一两，柴胡、黄连酒炒、乌犀各五钱，蔓荆子、防风各三钱。

若气虚之人，加人参、黄芪蜜炙，各二两。

若左尺既虚，右尺亦微，命门火衰，阳事不举，加黑附子小便浸，炮去皮、肉桂去皮，各七钱，沉香五钱。

随症加减，又可再入。

生血丸

此方专补血，不补气。又能除湿，健腰膝，助阳事，涩精，暖丹田，滋阴降火，和脾胃。男、妇皆可服之，大有补焉。

当归酒洗　川芎　白茯苓□□蒸□　白芍酒炒　熟地各二两半，

净　苍术　台乌酒炒　牛膝□□，各两半　僵蚕盐水炒，各二两　龟板酥炙，一两　木瓜酒浸，一两　防己酒浸，一两　肉桂一两　秦艽酒洗，一两　黄柏便炒变色　知母盐水炒，各二两　虎胫骨酥炙　锁阳酥炙干，各一两　没药真者　乳香各五钱　羌活　附子□□姜制，各八钱　甘草蜜炙　独活酒浸　自然铜醋炙，水飞，各五钱　杜仲酒浸断丝，去皮，一两半　木香□两　小茴香一两，盐炒　故纸一两，酒炒至香

上为细末，用蜜为丸，如梧实大。每服三五十丸，空心酒汤下。补血大有奇功。

加减十一味木香散

专治小儿痘疹已出皮肤，肚腹疼痛泄泻及痘疹不贯脓，不能收靥者。内加黄芪一钱，炒糯米一钱，服之神效。

若是疹痘三五日，潮热未出皮肤者，当用升麻葛根汤发表；若已见出皮肤[①]，则不用葛根汤。最要斟酌，详现《钩玄·小儿科》内。但此方恐热，去丁香、半夏，体冷者不可去；看人虚实，审天时寒热加减。

木香　官桂　丁香　人参　陈皮去白　大腹皮　诃子肉　前胡　半夏　赤苓

上为散，用姜二片，苏叶煎服。

异攻散

治小儿痘疹不出皮肤，顶沉、灰白色及咬牙寒战者，神效。

木香　当归　人参　丁香　陈皮　肉蔻煨去油　厚朴　官桂　白术　茯苓　半夏　干姜　附子

上为散，姜三片，枣一枚，煎服。

---

① 皮肤：原作“肤肤”，据文义改。

治翻胃隔食仙方

水银五钱　硫黄一两

二味共研，不见星为度。用鸡蛋倾去青白，只取空壳，入前药在内，外用盐泥封固，文武火打一炷香，取出为末，每服一分，烧酒送下。先要吃胡椒汤，方可取效。

家传二黄膏

善治杖疮，打烂成坑，神效。又可搽黄疬[①]恶毒头疮，悉效。

血余　连翘　防风　荆芥　黄柏[②]　栀子　苦参　红内消　蝉蜕　生地黄　蒺藜　牛蒡子　独活　大黄　穿山甲　甘草　苏木

上为散，将麻油随多少，以浸过药为度，过一宿，明日慢火熬至滓黑沉为度，滤去渣，再熬至沸，入黄白二蜡等分，以坚实为度，退火扰冷，入后细药：

乳香　没药　血竭　儿茶　轻粉各三钱　龙骨一钱　赤石脂　雄黄各二钱　樟脑二钱　水粉三钱　冰片五分　水银五分

上各为细末，待冷时搅入在内，听用。

外消瘰疬仙方

明雄黄一分　蓖麻子去壳取仁，去油，一分　烂痔药末二分

共为细末，外用纸剪一小钱，先以盐少许放纸上，后以药末少许放于盐上，将药在患处。如疮未破，先要将艾火灸三五壮，后以前药贴上，再加膏药护住其药，一日换一次，直至疬

① 疬（wù 物）：同"痦"。痦子，突起的痣。

② 黄柏：原此下衍一"黄柏"，删。

疮烂尽，核子平复方止。不用此药，却用生肌散频频掺上，仍以膏药护定。如疮先已烂开，只要上药，不必灸火。

煎药

金银花一钱　山慈菇一钱　贝母七钱　归尾七钱　防风一钱　白芷八分　连翘一钱

上为散，酒煎，频频服。

生肌散

先将出世未开眼者老鼠，不拘多少，炒白石灰，一同伴，捶烂如泥，阴干为末，一两，入：

龙骨·钱　血竭三钱　乳香　没药各一钱半，用蒻叶盛，炙去油　儿茶三钱　北石脂乳汁煅如粉，三钱　甘石煅，二钱　雄黄□□　朱砂五分　黄丹飞过，一钱　破网布存性，三钱

上为细末，频频掺上，再以膏药①护定。不然掺在膏药上亦妙，直至结疤脱痂方止。此病最要忌口，妇人多要调经。

便毒仙方

大黄三钱　金银花三钱　穿山甲□钱半，炒　白芷□钱　甘草节五分

半水半酒煎，再进第二服，加皂角五分，极妙。

祖传飞步丹

专治脚气走注疼痛，日夜不止。空心服一丸，赶到足面上赤肿疼痛；再服一丸，赶至脚中心出漯汗，除根。三十六种风，悉皆神效。

麝香二钱半　京墨烧净烟，二钱半　乳香七钱半，要石乳　真没

---

① 膏药：原无，据文义补。

药七钱半　白胶香二钱半，各研　草乌去皮脐，白者□两五钱，用葱汁炒至赤色　五灵脂　地龙去土，各一两半，净炒　当归七钱半　大木鳖子捶去油□，一两半，净

上为细末，用糯米糊为丸，如弹子大。朱砂①为衣，温酒磨下。

御红汤

治吐血、衄血、便血等症。首初、结尾，自有加减。

生地　当归　川芎　牡丹皮　赤芍　山栀仁炒黑　黄柏　知母　陈皮　白术　甘草　玄参　麦门冬

上为散，水煎服。身热加地骨皮、北胡、条芩；衄血大者，加干姜炒黑、侧柏叶、茜根、大蓟、小蓟；大便血者，加槐花、地榆、百草霜；小便去血者，加车前子、小蓟、黄连炒黑。四病俱用犀角，无，以升麻代之。阿胶、童便一盏，姜汁五茶匙，和服。或初起，单姜汁、童便各半盏，百草霜，神效。

咳嗽仙方

甘草　杏仁　槟榔　桔梗　麻黄　白皮　香附　半夏　枳壳　乌梅　细茶

姜、苏煎服。

治白带煮猪睹②方

白军姜二两　牡丹皮二两　肉桂一两　甘草五钱

入猪睹内缝定，煮烂，令妇人吃汁。将猪睹烘干为丸，如梧实大。空心每服一两，神效。

---

① 朱砂：原作"砂砂"，据文义改。

② 睹（dǔ 堵）：同"肚"。人及动物的胃。

截疟领方

不问远年近日，悉皆神效。

恒山①一钱　丁香三分，热者少用　茯苓八分　知母一钱　槟榔一钱

酒浸一大瓶，慢火煨熟，不拘时，冷服随量，不过二三次即愈。余酒又可与有疾之人服，绝妙。

穿痔瘘药线方

芫花根□两，要生者为妙　金银花一两　血见愁一两　没药五钱　乳香五钱

煮黄丝线，穿过瘘孔，三五日取效。如瘘孔穿裆，不治。

治男、妇诸气作痛领方

乌药　紫苏梗　官桂　干姜　香附

血气，加玄胡子、蒲黄；气虚，加四物汤；实气，加棱、莪；火动作痛，加大黄、栀子、黄芩、黄连、枳实，水煎服，不拘时。

治咳嗽脓血仙方

桔梗　贝母　当归　瓜蒌仁　杏仁　枳实　薏苡仁　防己　黄芪　甘草　百合

上为散，煎服。有热，加黄芩、玄参、生地。上为散，泉水②煎服。

治骨痛风顶药

皂角　苡仁　自然铜　没药　芍药　当归　防风　虎胫骨

① 恒山：即“常山”。

② 泉水：原作“泉”，据文义补。

白茯苓　骨碎补　甘草　牛膝　木瓜　羌活各等分，制

上为散，用旧酒煎服。

治百病通肠丸

沉香五分　木香五分　皂角五分　青矾五分　巴豆肉四钱，去油取霜　乳香七分　没药五分　葶苈五分

用枣子八个，取肉为丸，如绿豆大。每服用姜汤送下，通五七次即妙。小儿半分，又小者三厘。夜间冷茶送下。又名北枣丸，气疼腹痛，食积痰饮，膨胀肿满，悉皆神效。

染须方

五倍子存性　白及二分　白矾生，一分　红铜末二分，炒十次，要铜锈　青盐一分半

各为细末，用好烧酒半杯，坐在锅内。酒热，将药调匀，搽上即黑。此内府秘传。

治蛊胀神效领方

木香一钱　沉香一钱　商陆一钱　石干一钱，此药根如萝卜样，不可见火，残断有白脓出，沾肉即起泡　黑牵牛二钱　大黄三钱

法水为丸，作三次吞，□三日吞一次。再后可将四炒枳实丸服之，再后服紧脾丸收功。□石干出浙江，不入本草。

梅疮仙方

防风一钱　荆芥一钱　归尾八分　赤芍八分　蝉蜕十个，去尾须　僵蚕八分　羌活六分　牛膝一钱　木通一钱　皂角一钱，炒　甘草三分　金银花一钱　肥皂子三个　白鲜皮一钱

每帖硬饭二两，精猪肉一两，煎服。一日三服，神效无比。

活命丹

治妇人产后血气攻心，不醒人事。多服童便，甚妙。

当归　川芎　白芷　芍药　熟地　干姜　肉桂　茯苓　荆芥五钱，炒黑　姜黄五钱，炒存性，为末　土红牛膝擂酒，刺服

上为散，姜三片，水一碗，煎至七分服。若牙关紧闭，击开，将姜黄末放口内，用药送下。

拈痛丹

治百病气痛、心疼，诸般肿满痈毒，悉皆神效。

三棱一两　莪术一两　槟榔一两　牙皂一两　黑牵牛二两　大黄一两

上为细末，用大皂煎水调和为丸。每服三钱，清茶送下，空心服。去三五次为度，虚者少服即愈。

治九种心痛如神

木通　赤芍　蒲黄　五灵脂　南樟子

作为一帖，水一盏，煎成半盏。临服用盐三钱入内，通口服即愈。

治痰块、痞块、气块、血块

不拘热气、冷气，悉皆神效。

莪术醋煮过，一两　香附酒浸涨，炒，三两　红花酒炒，二两　麦芽炒，二两　神曲酒炒，二两　鳖甲醋炙，二两　山楂二两　青皮三两，炒　昆布一两，酒炒　阿魏三钱，用醋蒸过用　海石醋炒，二两　砂仁一两

上为细末，好醋为丸，如梧实大。每二三十丸，酒汤送下。

治牙疼领方

铜绿　陀僧　牙硝　燕子屎[①]一味，炒炘为末，搽患处亦妙，

① 燕子屎：疑为“燕子石”，即“石燕”。

妙，妙。

上为细末，每把小刀略出些血后，用药点上牙根，疼痛即止。

治三十六种风气

遍身疼痛、手足难移者，神效。

柴胡一钱　羌活□钱　独活五钱　川乌二钱半　草乌二钱半　麻黄五钱　朱砂一钱　防风五钱　荆芥五钱　归尾五钱　虎胫骨五钱，醋炙　麝香三分

上为细末，每服好酒送下五分，出汗为度。

立安丸

治疝气。

杜仲　牛膝　故纸　胡巴①　小茴　核桃肉　青皮　香附　菟丝　玄胡　黄柏　川练②肉　荔枝核　橘核仁

上件各制法，等分为细末，炼蜜为丸，如梧实大。每空心服六七十丸，盐汤送下。

便毒仙方

金银花　穿山甲　皂角刺　大黄　五灵脂　白芷　槐花各等分

共为细末，空心用酒调服一钱，即愈。

治腰疼日夜起身不得领方

雄黄三钱　牙硝一钱

共为细末，点眼内，不过三二次，见效如神。

① 胡巴：即“胡芦巴”。

② 练：即“楝”。《篇海类编》：“练，木名，亦作楝。”

疳疮方

用灯心存性，入冰、脑少许研烂，搀上，将乌金纸贴患处即好。

内补十宣散

治一切外科瘰疬，臁疮肿毒，流脓出汁不收功者，立效。

当归　川芎　甘草　白芷　厚朴　人参　黄芪　天花粉　桔梗　防风　连翘　金银花

用水煎服。

捷见方

治男、妇脱肛，子宫吊下。

用野花椒叶煎水，熏洗干净过后，用白矾、五倍子各存性等分，共为细末，洗干净，掺上，托进，永不出矣。

祖传利痰丸

专治痰火壅盛诸症，立效。

青礞石五钱，真者，用牙硝煅过，水飞　黄芩五钱　半夏五钱　南星四钱　巴霜三钱　滑石六钱

上为细末，绿豆粉、姜汁打糊为丸，如梧实大。每服三十丸，桑皮汤下。

杏林方

治头风立效。

苍术二钱半　白芷二钱半　细辛五钱　麻黄一两一钱半　川乌一两

每服药皆要生用，不要制过。每用好酒送下五分，出汗为度。虚者四分。

又方

用平胃散加茵陈服之，尤效。

立效方

治小儿急慢惊风等□。

姜黄□钱　巴霜一钱半　大黄□□

上为末，荆滴①打糊为丸，如绿豆大。每三十丸，再服五十丸，滚白汤送下。

云泉方

治妇人腹中血块、痞块、气块，如神。

当归二两半　青皮□两半　陈皮一两半　半夏一两半　枳实一两半　肉蔻一两，去油　三棱一两　莪术二两　香附二两　巴豆肉二两，不去油，入糯米

水浸三棱、莪术、香附，同巴豆浸二昼夜，去巴豆不用，将醋打糊为丸，如梧实大。每服三五十丸，空心好酒送下。神效，神效。

隔纸膏

用松香、黄丹、黄蜡各等分，用麻油溶开，将皮纸拖过二面，将轻粉掺上，贴患处，三日又一番一边贴，其甚者，不过三五次即好。

痢疾加减仙方

不问男女，赤白五色等痢危笃，日夜无度，首服：

白芍　赤芍　当归　甘草　猪苓　泽泻　黄芩　黄连　中

---

① 荆滴：即“荆沥”。

桂　苍术　枳壳　槟榔　木香　麻黄　香附　大黄酒炒，为末

临服每用五①，热药剌服。

通利再用：白术、白芍、当归、枳壳。

里急加扁豆、青皮；腹痛，玄胡子。妙处在人，此不详注。

又方

用四季青擂酒，尤妙。

灸五种痔肿痛不已

合阳二穴在委中穴下一寸是，长强一穴在尾闾骨、跌地耳之是。

截疟仙方

用杨梅草、大地光钱，二味捣烂，扎脉门上，起疱即愈。

又用地康稍煎酒吃，亦妙。

闻见方

小儿痢疾，出麻之时，忌热物及猪肉，宜细茶服，无虑。惧食热物变痢，难治。宜用菱角壳、羊带归、松尾、对坐草，白水煎服，立效。

又方

用苦株肉为末，汤调下，立效。

又方

□内螺蛳，多煮服，亦妙。

李前溪方

小儿疳积久泻，患眼，头发脱落，骨瘦。

用好锡灰一两，筛过，炒□□　雷丸□□□　郁金一钱五分　木

① 五：其后疑有脱字。

香二钱半　沉香二钱　丁香二钱　使君子仁一两，炒　三棱五钱　莪术五钱　陈皮一两　黑牵牛一钱　阿魏三钱，醋浸溶

上为细末，用阿魏醋打早米糊为丸，如梧实大。每服三五十丸，五更早用白汤送下，通利三五次即愈。

祖传神授阴阳二圣散

治时行瘟疫，人人渐掩，头疼体痛，口渴心烦，日夜潮热不退，胸膈痞满，咽喉肿痛，大小便不通；或时咳嗽，口鼻失血，痰涎涌盛等症，不问表里先后，悉宜服之。未病者每日服一钱，虽与病人同睡，亦不传染。但此方宜珍秘之，不可轻泄，大有神效。

粪硝二两　明雄黄五钱　神砂五钱　寒水石三两，生用，水飞　白石膏二两，火煅，水飞　白滑石四两，水飞　甘草一两五钱　薄荷三两　天花粉白者二两，蜜水浸炒　礞石五钱　川大黄一两，酒浸蒸

上为细末，每服一钱，用生茶擂井水一碗，勾入百沸汤一碗调服，是名阴阳二圣之义。大能退潮、止咳、辟瘟，大有神效。

云泉曰：予因嘉靖甲午春，以益藩良医所缺官之京见说。一屠曰：岁暮二十四日往村落屠猪，失晓出门，月白如昼，行至中途，见旌旗甲马，从者百余，气象甚都，谓是上司官员，伏匿林中，恐以犯夜见获。及车仗过半，忽轿中一主司曰："何处得有生人气?"令速搜寻。屠者闻之，怆忙奔出草莽，伏于道旁。主司问曰："是见何早，唐突麾盖?"屠者曰："为贫往前村宰猪，冒犯天威，乞饶蚁命。"主司曰："带至彼地发落。"行步如飞，但闻悲风习习，冷气飕飕。至一大家，珠门翠壁，灯烛荧煌，笙歌鼎沸。刚以新婚燕尔，主司则就外厅驻辇。卫

从叩头毕，主司曰：“三十九人已发黑簿[①]，惟一老子与三岁小童，幸而可宥。得无死者，以其有敬天奉神之德，恤苦怜贫之心，尊贤乐道，重义轻财，庶几可免于毒。其余损人利己，恃富欺贫，且为官不能尽职，上攘其君，下苛[②]其民。五伦颓坏，颠倒三纲，老幼皆罹于祸矣。”速令□□□报。众人纷纷押前屠者与，同散药茶酒水食井厕之中，莫不分□。俄而复命曰：“俵[③]药完矣。”主司曰：“回鸾。”令释屠者。少焉玉兔坠光，金乌唱晓，其家一旦是疾大作，老幼莫能起床。七日之内，死者三十九人。亲朋往顾者，亦皆传染。鸡犬为之一空。疫势既歇，老人扶病而起，只见前屠者蓬头垢面，匍匐于墙芜之中。喝而问曰：“吾家遭此大祸，深为造化小儿所苦。汝是何人？敢入吾室，欲为梁上君子耶？”屠人亦染疫气，昏迷而不能语。老人以杖叩其胫而亦不言，曰：“此必佯痴诈病之人。”呼仆以溺灌之。徐徐言曰：“予乃京城屠者，因失晓误入君家，望息[④]雷霆之怒，乞饶蝼蚁残生。”老人曰：“慢缓秦仪之颊[⑤]，难逃盗妒之情。京城至此有五百里途程，安能失晓而至耶？怪矣哉！子之行诈也！”曰：“仆因岁暮早起，偶遇神人，意谓官员经过，逃遁林中，被询押赴车前，带至盛府。方令郎花烛奂轮之夕。至矣，仆不觉。是神令同俵药于饮食、水米、井厕之中，以毒

① 黑簿：道教术语，与青篇相对。青篇记录行善者，黑簿记录作恶者。

② 苛：原作“刻”，音同而误，据文义改。

③ 俵（biào 鳔）：方言，把东西分给别人。

④ 息：原作“悉”，音同而误，据文义改。

⑤ 慢缓秦仪之颊：纵使有苏秦张仪那般的口才说情。缓颊，以婉言劝解或代人讲情，《聊斋志异·司训》：“学史欲逐之，某又求当道者为之缓颊。”秦仪，战国纵横家苏秦张仪的并称。

君家。仆存心恻隐，不忍加害。其药悉放于各柱花磉①之间，盍往观之，庶伸仆屈。”老人如其言，于各柱下观之，其药尚在，果有五色。老人将其药以犬试之，红药食之，犬则七孔流血而死；白药食之，犬则颤栗不住，作寒而死；青药食之，犬则缠绵寒热，数日不食而死；黑药食之，则犬旋肿不□踯躅而亡；黄药食之，则犬潮热，饮水数日后，能食而生。翁见犬之如是，细问之，屠者莫不以实对。老人感彼再造之慈，易以美衣，剸金置帛，令仆以鞍马送回。至其家，家人惊怪，已失半月矣。屠者悉白其事，举家忧喜相并，曰：险矣哉，子之性命也！奇矣哉，子之遭际也！京城上大夫至今称之不绝。予之书此，虽若幽怪，夫子之不语也，久矣，予特录以为善恶之劝戒，得无小补云尔。

剪惊方

治小儿急慢惊风，痰涎涌盛，腹肚疼痛等症，皆悉神效。

穿山甲一两，炒焦　毫猪箭一两，炒焦

二味共为细末，每服三分，用烧酒送下。

又方

治小儿痰涎涌盛，用百药煎为末，调百沸下，即下痰，此是顶方。

绝妙生肌散

上等金毛狗即管仲②，细剉，溶□为末　枯矾五钱，为末

上为细末听用。此药大能生肌止血、住痛如神。倘有生金

---

① 磉（sǎng 嗓）：柱下的石礅。

② 管仲：即“贯众”。

狗，取来入枯矾在内，一同捣烂，阴干为末。尤妙。

得效方

产后大便去血不止，单用黄连一味，煎熟温服。

经验方

治痢疾，大便纯血。

用乌梅一钱　黄连二钱　粟壳五分

上为散，煎服，不过三五次即住。若日久，去黄连，加红枣二钱入内，煎服，效。

见闻方

治小儿腹痛，用使君子根擂酒服，即效。

得试方

治大人腹痛，用荔枝核存性为末，每服五分，酒调服。

江惕吾方

治松皮废及裙褊疮、马迹等疮，神效。

用陈旧老松香为极细末，入熟猪油内，慢火搅如稀糊样。入水银□钱，入内扰匀，搽上患处。用伞纸隔定，紧扎，三日一换。不过旬日，即愈。

秘传仙方

治妇人瘀血冲心、及血块攻腹、及闭经，或产后余血未尽作痛，服之神效。

用金星子蔸擂热酒服，不过三五次，即逐下恶血，即愈。金星子蔸即苟萎。邵武一路人家多栽，有子可食，但生擂，无有不效。

头痛针法

但针风池上三分，即浮白穴，用三棱针连针三五下，出紫血即绝痛矣。浮白穴在耳后风池上一分是。

见效方

治鼻衄血出不止。

用小小绳子，于左手无名指上紧紧扎过中节，其血即止。待久止，缓缓解去。

祖传方

治喉风，牙关紧不开，入药不得。

但用真正红牛膝，取自然之汁，吹入鼻中，即打嚏、吐痰、开关，其风即愈。

又方

用细辛、雄黄、皂角为末，吹入鼻中，尤妙。

经验方

飞蛲入耳，疼痛难禁，但用细辛、雄黄、牙皂为末，吹入鼻中，打嚏即出。

又方

用生蜜擂生葱，放耳门一边，待虫出，用铁镊钳去即愈。

又方

用麻油泻入耳内，亦出。

直指方

治产后恶血，如倾不止。用雄鸡旋杀，热血于酒内服之，可救一时之急，然后进药。

催生生水方

用甘露散煎热，临服时将鸡子清倾入热药内，扰匀服之，要用四枚鸡子，其水生而易产矣。

拈痛方

治男、妇冷痹，诸风脚膝疼痛不能动履。神效。

当归一两　川芎一两　羌活一两　独活一两　枸杞子一两　杜仲一两　牛膝一两　故纸一两　角茴一两　乳香二钱　没药五钱　川乌一两　青盐一两　苁蓉一两　木香七钱　松节一两，酒炒　茄莵一两，酒炒　槟榔□两　苡仁一两　虎骨一两，酢酒炙　鳖甲一两，酥酒炙，如无酥酒，以麻油沸甚代之

上各制如法，为极细末，每服一钱，空心酒汤送下。

拔毒丹

不问男、妇，生出干疮，黄疬，服之神效。但用明雄黄一钱半，为极细末，分作三次，调酒服，至妙，妙。

蜡烛发仙方

不问年际日久，出汁流脓，日夜疼痛不止；或病去一边，或病去□截，服之神效。但用蜒蚰一条，丢入热酒内，自然成水。服之不过三服，一日一次，即干水、止痛、住脓矣。妙甚，妙甚。

便毒内消方

川大黄一钱　白芷八分　穿山甲一钱　木通五分　金银花□钱　当归一两　桂枝五分　木鳖子去壳，一钱

上八味，煎酒空心服，寐一宿，暖热服即愈。

得试方

治飞蜣入耳，疼痛欲死者，神效。但用地蜘蛛滴血入耳，

在左滴右，在右滴左，将耳紧紧□定，逼气，则蛲虫自出矣。

秘传痞积蛊肿等症压一仙方

不问男、妇皆可服，但通后宜断□七日，忌鱼半月。

石干一钱，不见火　黑牵牛头末，一钱，生　槟榔三钱　木香二钱

上为细末，稀糊为丸，每服一钱。五更时清茶吞下即通，五七次即消。甚者过三日，又进一服，后服紧皮之药，活法在人。

陈心宇方

治小儿惊风痰咳。

用百药一两　番木鳖三钱，即马前子

上为细末，每服五分，薄荷银器汤下。

治肺痈方

咳嗽脓血，不过二三次神效。用地桃根，同北细辛煎酒服，神效，神效，新城县陈心宇方。

治敷风方①

敷风□手足疼痛，不能举动，或肿。神效。

用生葱、红曲糟、肥株子内仁同捣烂，火上焙热，敷患处即愈。小可不用药，甚者可进双乌丸。

秘传仙方

治白单浮肿，不问大人小儿，遍身浮肿，头面眼目无上，悉皆神效。用牛刮浪根皮、佛像花根皮，即千叶白木槿花根皮，

---

① 治敷风方：原缺，据目录补。

此药宝山最多，福建尤多。

上二味各等分，用鸭蛋一个同煎水服，二三次即消。

捷见方

治紫裆风，是男子阳物红紫，痒不可当。

用山枇杷柴叶及观音茶叶，即□茶，二味擂酒吃。其滓用火上略烘，热敷裆①上，冷了又烘热敷上，不过二三服。亦愈。

闻见方

治梭肚指。用鸡黄柴叶捣烂敷，即退。

又方

用生小叶樟捶碎敷，亦妙。

治狗咬仙方

用猪粪搽伤处，即能去毒。

又方

用生蔔子捣烂，敷上伤处，即愈。

又方

用锡末□汁调搽，尤妙。

秘结仙方

用大吉一味，用根，阴干，临用生晒米泔磨六三分，长服之，腹鸣即通。如神。

泄泻仙方

不问男、妇、小儿，水泻不止，腹中疼痛，悉皆神效。

---

① 裆：原作“膅”，据本方“紫裆风”改。

单用矿灰一两，生　白砒五分，生　真绿豆粉三钱

糯米打糊为丸，如绿豆大。每空心用淡醋汤下。大人七丸，小儿三丸，神效。

点眼翳仙方

用蜘蛛刺汁，和乳汁和蒸过三五次，其色如鸡蛋黄样，用些小点眼即去。

擦牙乌须方

倍子大者，不拘多少，倒出虫，入青盐阗[①]满倍子空，火上煅过，再入花椒末，看倍子多少用，为细末，每早用，擦牙齿，或吞或吐，悉皆神效。

万应紫金膏

专治诸般风百损，无名肿毒，瘰疬臁疮，悉皆神效。用真桐油一斤，慢火熬定，密陀僧五两，先用火煅过，为极细末。先将桐油慢火熬定，陆续将密陀僧末轻轻搀入，慢火煎熬，以牵长丝不断为度。后入：

乳香三钱　没药三钱　血竭三钱　儿茶三钱　轻粉一钱　麝香半分　檀香二钱　木香二钱　龙骨二钱　五倍子五钱　破网巾灰，五钱　雄黄五钱　干姜二钱　水粉三钱　银朱□钱　水银五钱，与硫黄同擂　樟脑三钱　黄蜡五钱　白蜡五钱　羌活五钱

上为细末，退火后陆续添入。但黄白二蜡要当先同煎，待冷收贮听用。各样细药加减随人。油一斤，密陀僧六两为妙。

寸金丹

专治男、妇、小儿诸般痰饮，咳嗽喘急，悉皆神效。

---

① 阗（tián 填）：充满，填塞。

真青礞石五分，细研，生，水飞　白石膏火煅，一钱五分，细研，水飞　大神砂一钱，水飞　白蜡一钱，火纸包，捶去油

上为细末，每服七分，熟蜜调百沸汤下。食一服，临眠一服，即效。

升打灵妙定喘丸

专治男、妇痰喘咳嗽，小儿惊风，一切顽痰痨咳，悉皆神效。

明雄黄七钱　大朱砂一两七钱，入罐，三钱为衣　牙硝[1]二钱　白砒一钱　青礞石七钱　黑铅七钱　朱底汞八钱　鹅管石七钱

除水银、黑铅外，俱为末，和水银、黑铅一同入罐，用盐泥封固，打三炷官香，待冷取出灵药，听用。外入：

白附子五钱　川乌五钱，去皮尖，泡　薄荷五钱　天台乌五钱　香附米五钱，童便炒　青皮五钱　木香五钱　浮海石五钱　沉香三钱　牛黄三钱　麝香一钱，一方无麝香、牛黄　灵药三钱，另研，同捣末

上一同为细末，竹滴、姜汁打糊为丸，如绿豆大。气盛者服六七丸，中等五丸，小儿三丸，临睡时桑白皮汤下。

一方有牛胆南星　半夏粉五钱　大黄三钱

提金散

专治男、妇诸般痨咳咯血，年深虚咳者，至验，至验。云泉方。

粟壳六钱，水浸去筋膜，取一两，净，蜜水拌炒　乳香五钱，另研　没药五钱，另研　橘红去白，五钱　桔梗五钱　川芎五钱　丁香五钱　木香□两　川乌一两，去皮　人参一两　白茯苓　麻黄　青木香

---

① 牙硝：原作“开硝”，形近而误，据文义改。

北胡各一两

上为细末，初只服一钱，后服二钱至三钱，再不可多服。有喘加滑石一钱，早饭后一服，临眠一服，百沸汤送下。

又方

用黑附子一枚，将竹刀剖碎，用姜自然汁浸一宿，入甑上蒸熟，晒干为末。临眠时将早米一合，精猪四两，蘸附子末尽剂。一同炆熟吃即愈。虚喘，至妙。又可疗翻胃，亦同此方。但胃火动者不宜服，戒之，戒之。

消痰定喘仙方

沉香二钱　木香三钱　泉州薄荷叶五钱　僵蚕三钱，炒　南星五钱，姜汁同捣烂，浸一宿后，用牛胆①煮　半夏五②，泡去皮，将童便浸一昼夜，将水洗过，入白皂角、白矾、生姜，一同炆至熟，剉烂，晒干听用　桔梗五钱　槟榔三钱　白附子五钱　粉草三钱　白滑石五钱　商枳壳五钱，炒　双白皮五钱，蜜水炒

上为细末，每服③一茶匙，饭后蜜汤下。临眠时再进一服，神效无比。

痨咳吐血仙方

五味子一两　乌梅肉两半　白附子一两　款冬花一两，净蜜炒　胡连五钱　泉州薄荷叶五钱　儿茶三钱　轻粉两半　硼砂三钱

炼蜜为丸，如绿豆大。临眠茅根煎汤送下，即止。

吐痰妙方

白砒五分　白扁豆三钱，生　胆矾三钱　豆豉三钱　细茶四钱

---

① 牛胆：原作“牛脑”，形近而误，据文义改。

② 五：其后疑有脱字。

③ 每服：其后衍“每服”二字，删。

白飞面四钱　雄黄二钱

共为细末，每服三分，气盛者五分，小儿二分半。半空心，冷茶调服，不吐再服热茶一口，即吐。

三奇方

治咳嗽上气，痰涎喘急，胸隔不利者，神效。

桔梗　半夏　橘红　甘草　青皮　人参　杏仁　五味子　白茯苓　苏子　桑白皮　麻黄

上为散，姜三片煎，食前服。

金华丸

专治男、妇三焦壅热，上盛下虚，皮肤[1]壮热，五心烦躁，口干舌苦，痰涎壅盛，咳嗽不止，喘急，肺经有伤者，神效。此药大能滋阴降火，疏风顺气，消痰止咳，如神。

沉香三钱　薄荷叶二两　胡连一两　桔梗两半　泉地一两　黄芩一两　儿茶五钱　白附子五钱　僵蚕一两　防风一两　南星一两　甘草一两　霜粉一两　乌梅二两　片脑一分　辰砂三钱　半夏一两　葛粉一两

上各加制法，为细末，炼为丸，如绿豆大。临眠用桑白皮煎汤送下。

仙传吐痰妙方

专治痰留胸膈，咳嗽不止，头昏眩，喘急痰厥，不省人事者。神效。

用紫背马蹄香一味，蒂根用一二头，擂酒。五更空心服。至天明即吐出宿痰，尽为度。后以姜汤漱口，食之病根从此愈

---

① 肤：原作“胃”，与“膚”形近而误，据改。

矣。即野细辛。妙，妙，妙。

二母散

专治喘急，倒头不得，痰涎涌盛者，神效。

知母、贝母二味用蜜①水略炒，出火毒，各等分，共为细末，临眠白汤调服一钱。如喘急，加苦葶苈末五分；久嗽不止，加蔸铃末五分，如无，以粟壳代之，水浸去筋膜，亦用淡蜜水拌略炒，参入调服。

痨咳仙方

治伤损久咳肺痿，痰盛气促，虚劳者，神效。

天门冬　麦门冬　知母　贝母　款冬花　杏仁　熟地　当归　阿胶各□钱　蒲黄　京墨　桔梗　薄荷各两半　麝香五分　乌梅四两

共十五②味，各加制法，为细末和匀。先将白蜜入铜铫中炼将熟，再入前药在内，一同又熬至熟，后入麝香略熬，取起为丸，如雀蛋大，朱砂为衣。每日三次服。早饭后细嚼一丸，咽下丸，用浓煎薄荷汤下。午后一丸，细嚼，津液咽下。至眠，口中含定一丸，仰临卧，使药气流入肺经，自然安愈。

古庵心肾丸

论曰：予尝见年高之人，有患其无子者，有恶其发白者。予谓之曰：无子责乎肾，发白责乎心，何则？肾主精，精胜则孕成；心主血，血胜则发黑。今也嗜欲无穷而亏其本然之真，思虑太过而损其天然之性。心，君火也；肾，相火也。君火动

---

① 蜜：原作“密”，据文义改。

② 五：原作“六”，据本方药物数量改。

而相火翕然从之，相火动而天君亦散乱而不宁矣。是二者有相须之义焉。夫发白者，古方皆责之于心。盖以心之所藏者神，神之所附者血，血之所动者火也。心火动则血沸腾，血沸腾则神不安①，神不安则梦寐纷纭而发鬓渐白矣。虽然天地间不过阴阳五行而已。五行有相生者，有相制者。今心火上炎，由乎肾水亏之不能制耳。是以发白不独由于心也。夫无子者，古方皆责之于肾，盖以肾之所藏者精，精盈则有子，精亏则乏嗣耳。今肾精之妄泄，由乎心火所逼而使之然。是无子不独由于肾也。予虽不敏，敬具一方，补血生精，宁神降火，无乎兼治。

熟地　生地俱怀庆者，酒浸，竹刀切　山药　茯神去木，乳汁蒸，各三两　山茱萸肉酒浸，去核　甘枸杞酒洗　龟板去裙，酥炙　牛膝去芦，酒洗，各一两　牡丹皮去心　鹿茸火去毛，酥炙，各一两　当归去芦，酒洗　泽泻去毛，酒洗，各一两，炒　黄柏蜜水炒褐色，一两半　辰砂五钱另研为药；五钱另研为衣，共一两　黄连去毛，酒洗，炒，一两　生甘草五钱

上为细末，炼蜜为丸，如梧实大。每服五十丸，渐至一百丸，空心温酒或淡盐汤送下。加辰砂为衣。不过，再加一两。

予想心恶热，肾恶燥。此方补精益血，清热润燥，治心肾之正药也。不独施于无子、发白二者，其惊悸怔忡、遗精盗汗、目暗耳鸣、腰痛足痿诸症，无不治也。是曰药之神乎。

天一生水丸

专治男、妇阴虚火动，劳伤内损。此药大能生血养精，强筋健骨，降火消痰，润泽肌肤，滋生毛发，暖补丹田，大有神效。

---

① 神不安：原作“不神安”。据上下文改。

诗曰：虎走龙飞铅永绝，秋石红铅都浪说。我有天一生水丸，返本还丹真妙诀。

生地□□净者，一斤，用好□醇酒二大壶，入新罐中者。又用砂仁五钱，为极细末，和入酒中煮，令香熟 熟地黄或一宿、或四个时辰方取出，□钵中捣烂如泥，以水试之，无滓为妙。以上不犯铁器。二黄共二斤，同制 川黄柏二两，盐同炒，令色变，为末 白茯苓四两，乳汁蒸过，为末 川牛膝二两，酒浸，炒干，为细末 白知母□两，去毛，用蜜水炒，为末 天门冬去心，酒浸，半斤，焙烂 麦门冬去心，酒浸，半斤，焙干 人参四两，净 当归四两，酒洗 苁蓉四两，酒蒸 沉香二两，剉末 鹿角霜四两，以角之新者寸截，入布囊，置流水中七日，入瓦缶水煮。每角一斤，入黄蜡半斤。缶口用露酒一壶掩之，别沸，流水旋添，勿令下竭。桑柴火足十二时，其角软矣。用竹刀切去黑皮，取白者舂细为白霜，听数取用

待地黄烂，入各末和匀，捣千余杵，和为丸，如梧实大。但此药性软，不堪便为丸。待半干，将个圆盒盛之，待干收贮。每早以白盐汤或姜汤送下六七十丸，神效无比。

仙传飞步饮

专治遍身骨节走风疼痛，不能动履者。服之即愈。见效。

花椒树皮一两，焙干 当归一两 秦艽一两 牛膝一两 川乌七钱，姜制 杜仲一两 小茴五钱 故纸五钱 乳香三钱 没药三钱 麻黄三钱

上为散，每服五钱，用酒二碗，生姜三片，煎至一碗半，热服。病在下部，空心服；病在上部，饭后服。

治鸡鱼等骨插入喉中仙方

但用斩蛇剑兜削些下来，临时捣烂为丸，如黄豆大。每用温水送下一丸。不下再服一丸，以下为度。甚重者，不过十丸即下。斩蛇剑即是人家园中栽有，俗名郁地栗，似葛蒲，大如

三指阔，根似芋头。

治鸡眼睛方

俗名脚疔。男、妇多有之。但用福州碱水浸蜈蚣末，调搽鸡眼上，即时自落。神效。

治水疔疮方

但男、妇手足一时生出小疮，四围红赤，中心一点漆乌，坚硬如石头，疼痛难禁，俗名乌头疖。但用食盐一钱，陈壁土一钱，雄黄三分，共为细末，用津液调匀，点上患处，其疔自落而愈。

感应丸

专治男、妇上焦积热，痰涎壅盛，咳嗽喘急者。神效。

生半夏择大者，不拘多寡，汤泡浸七次，晒干为细末。用细嫩生绢袋盛贮于瓷盆内，净水洗出粉来，粗滓不用。将洗出嫩的于盆内，日晒夜露。次日干了，又换童便浸一日，晒干，夜又露。次日又换白矾、皂角、皮硝，炆水浸一宿，又晒干，又露。次日又换甘草汤浸一宿，晒干，又露一宿。次日又换生姜自然汁拌匀，晒干又露。如是数次，才可收贮听用，即成粉矣。凡言用半夏粉者，即此是也。

擦牙乌须方

青盐　香附各四两四钱　细辛　荆芥　当归　川芎各二两二钱

俱为细末，以老米醋煮饼为丸，作七大个，炭火存性。用铅匣收拾，留擦牙，神效。

又方

墨菜[1]七斤，寒露后收，不拘多寡。洗净带根表阴干，然后称七斤，用老酒洒湿青盐一斤半，杵碎，如淹菜一般，层层下盐，过一宿，取出，扭出盐水、菜浆，把墨捩作三段，表作一处，身作一处，根作一处。用铜锅内文武火炒干，亦要三下炒，便不致焦黑。炒时要表作[2]表，根作根，炒方佳。炒干之时，又把倾入前滤出盐酒内浸湿，又炒。炒炒又浸，以吃尽盐酒为度。炒至炒，为禾三段，一同拌匀收贮。每早将此擦牙，复吞之。服至二三两，药尽时须鬓自然黑如漆矣。如有白的可摘去，待生出来即黑矣。但此药不宜犯铁器。至验，至验。一方是淮盐。予想青盐最能滋肾，还从青盐更佳。

换须发方

银朱　当归　母丁香　桑白皮向东取　银矿各一钱　真桎油五钱

俱焙干为末，用盐盒收贮。摘去白者，点之，即生黑的矣。

染须方

预先种单麻子树数根，拣高大者，于人平心处，择五月午日午时，鉴开一节，不用铜铁器，只用竹木瓦灌倾麻油入内，以满为度。用墨一块，如骰子大，入内随用原割开的皮衣原补之。封固用泥，慎密之，使不入风雨。霜后出之，瓦罐收贮。临用猪胞皮裹手蘸药染上，一年只用一次。染则黑如漆矣。制此药，或五月不便，四月内选斗柄指鬼门日尤佳。

---

① 墨菜：即“墨旱莲”。

② 作：原作“坐”，据下文“根作根”改。

又方

没石子　胆矾　皂矾　何首乌　倍子　百药煎　川雄　核桃仁　木瓜皮　细辛　石榴皮　诃子　当归　白芷　青靛花　牙皂　防风

上十七味各三钱，细切和匀，用上样酽醋煮铅梳，梳须十日。又将前把梳再煮，梳之，自然黑矣。

又方

此方寓南京傅倪参将方，万金不可传也。五倍子去穰打碎，如豆米大，炒黑丹，用青绵布包裹，踏成饼。用时细研为末，秤入一钱，和后药：

硇砂与炒盐对重，细研，秤五分　铜末一钱　白矾细研，一钱　没石子末，一分，面裹煨，去面不用　诃子末，一分，面包煨，去面　乌合霜多多合，称一钱八分用

上为极细末，和匀，用酽醋调，略炒至黑，用瓷器收贮。用毛子布包手蘸药，染须表即黑矣。但不可近肉。方名立马乌须。

造乌合霜法　用白及去毛，剉碎，晒干　天麻锅煮，晒干，与白及等分　又北细辛与白及、天麻三分之一

上三件一同为末，即为乌合霜矣。

七宝美髯丹

善能镇天柱，黑发乌须，暖丹田，延年益寿。

赤白何首乌各一斤，用黑豆三升，木甑蒸之，取出捣如泥。用首乌不用豆子，蒸时先将米泔浸透方用，入甑蒸　赤白茯苓各一斤，赤者用牛乳浸过，煮干；白者用人乳汁浸涨，过一伏时，煮干，各剉碎，方蒸煮得过熟　菟丝子半斤，酒蒸，捣作饼，焙干为末　当归四两，酒浸洗，晒干同用　破故纸半斤，盐酒浸，炒　甘杞子四两，酒浸，焙干　川牛膝半斤，甘

草水煮，除去芦　真没药四两，择去砂土

上数味不犯铁器，制毕，待干炒为末，拌匀。炼冬蜜一斤十二两，将药一同入内，炼熟，出火毒三日，为丸如龙眼大。每服□□□□□□，细嚼，空心酒下。午间姜汤下，晚睡盐汤下。此方系传严介溪传的。

乌须方

石榴皮二两，不曾□者可用　白及三钱　白矾□钱　青盐二钱　没石子公母四个，公者无眼，四个；母者有眼

五味共为细末，用烧酒调成粥样，放火上□过，染。

陶真人得效一醉乌须方

槐角子一两，腊月入黑牛□□，吊起，过七日取出，蜜炙为末　自然铜三钱，火煅酒淬□　桑椹子一两　青核桃皮一两，炙　巨胜子一两　覆盆子一两　黑豆一合，煮烂　生地一两　熟地黄一两　茯苓一两　旱莲花一两　麦门冬一两

上十二[①]味俱为末，好酒三四碗，用前药末一钱半入罐内封固，煮二炷香，取出冷定，用竹吸入喉中，以防黑齿之故。随量饮之，无不效。

三清膏

乌须发。

核桃皮　柿子皮　石榴皮　丁香

各为细末，用瓷罐将黄牛乳入罐内，仍封固，埋于马粪内，一七取出。将白尾试验，染尽头俱黑，可用。如不尽头，仍埋马粪内，再过七日取出，洗净收留后染。

---

① 十二：原作“十”，据本方药物数量改。

又方

用黑铅一两　水银五钱

先将铅铁器内化开，方用水银投入铅内，称熟擂成细末，听用。用硇砂一钱　硼砂五钱　朝脑一钱

共为细末，入前铅合成水银一分，用牛角梳一把，碱水一碗，将药和调一处，将梳入罐内浸，用猪尿泡皮封口，入地埋一七，取出梳子，梳须及鬓。如梳子干了，仍加又浸七日。

又方

用柏枝四两　枯矾一钱

捣烂入罐内封固一七，后用猪脂裹手蘸药，捻须上即黑。凡用白果，口中嚼烂，上洗须上。

又方

用黑附子皮一两，生

用橙油浸一宿，入慢火略熬，待冷，将毛子布包指，蘸油染须表，渐渐黑上根矣。

明目乌须固本丸

枸杞子四两　茱萸一两五，炒　菟丝子二两，酒浸　川牛膝一两，酒炒五钱　干山药四两　杜仲四两，去皮，炒　莲肉四两，去心，炒　远志两半，甘松草，小者去心　何首乌四两，用竹刀刮去皮　天门冬二两　去心　麦门冬二两，去心　白茯苓一两，去皮　生地黄二两　熟地黄二两

上为细末，酒打米糊为丸，如梧实大。每服三十丸，温酒下。

治男、妇罗丝骨[1]肿痛方[2]

骨疼不止者，神效。

用姜、葱、醋调敷肿处，后服煎药：

当归　川芎　乌药　木瓜　槟榔　海桐皮　秦□　□□　独活　中桂　苍术　威灵仙　黄柏

姜三片，苏叶煎服，神效。

治伤寒□□方[3]

治伤寒持刀上屋者，神效。

宣连一两　寒水石一两，生用，水飞过

共为末，每服一钱，甘草汤送下。此是云泉奇方。

调经汤

专治妇人经水过期而至者，血少气虚也。

甘草　当归　芍药　川芎　熟地　人参　黄芪　陈皮　白术　香附　茯苓

上件共为散，姜、苏、枣子煎服。

肥白人经水[4]过期而至者

有痰。

橘红　半夏　白苓　甘草　当归　川芎　南星　苍术　香附　滑石各等分

姜三片，苏叶、桑白皮煎服。

经水不及期而至者

血热气盛也。

---

① 罗丝骨：方言，指脚踝。

② 治男妇罗丝骨肿痛方：原作“治男妇罗丝骨肿”，据目录补。

③ 治伤寒□□方：原缺，据目录补。

④ 经水：原缺，据下文补。

当归　芍药　川芎　生地　条芩　黄连酒炒　白术　茯苓　香附炒黑　甘草　陈皮

姜三片，苏、枣子煎服。此是云泉家传奇方。

经水紫黑色及有血块者

血热也。

甘草　荆芥　归身　赤芍　川芎　生地　条芩　黄连　莪术　三棱　香附　陈皮　青皮

作痛加桃仁，姜、苏、艾叶煎服。

经行作痛者

或因郁而有瘀血也。

归尾　生地　赤芍　红花　莪术　枳壳　桃仁　香附　条芩　北胡　白芍　玄胡子

姜、艾、苏煎服。

经行后腹痛者

气血虚也。

当归　白芍　熟地　人参　白术　茯苓　肉桂　甘草　香附　大川芎　南木香　玄胡子

肥人多痰，加二陈汤同煎服。

治妇人血崩

当归　川芎　白芍　生地　荆芥　条芩　百草霜　白芷　甘草

艾、枣煎服。

又方

香附炒黑　当归　白芍　熟地　黄芪　人参　白术　蒲黄

升麻　地榆　棕灰甚者用

治妇人血崩有潮，肚腹疼痛者

神效。

五灵脂二钱，末　香附米五钱，末　当归三钱，□

经闭不行，六脉弦细紧数者

神效。

红花　苏木　桃仁　桂□　生地　归尾　赤芍　莪术　木通　条芩　牛膝　马鞭草

上为散，加减煎服。

肥人闭经

用二陈汤加南星　枳壳　黄连　条芩　川芎　香附

上为散，煎服。

治白带仙方

是胃中痰积流下，渗入膀胱。宜提升之。

陈皮　半夏　白茯苓　甘草　苍术　白术　川芎　升麻

上为散，加减煎服。

肥人白带

多是湿痰。

海石　半夏　南星　黄柏　苍术　川芎　香附　陈皮　樗皮

冬月加干姜

上为散，空心煎服。

瘦人带下

多是热。

滑石　海石　樗皮　川芎　青黛　神曲

上为丸，每服百丸，空心盐汤送下。

四妙固真丸

能治妇人白带经年不止者，神效。

茅山苍术一斤，剉碎，米泔浸，分作五份①。一份入小茴香一两，盐一两，同炒；一份入川乌泡去皮，一两，同炒；一份入川楝子□两，连皮核同炒；一份川椒一两，去目同炒；一份入破故纸三两，同炒

上为末，酒打早米糊为丸，如梧实大。每服百丸，空心盐汤送下。

治血崩不止，升阳举经汤

人参四钱　黄芪二钱　蒲黄炒，五分　白术一钱　白茯苓一钱　当归一钱　白芍一钱　生地一钱　川芎七分　升麻二钱　防风五分　甘草五分　条芩一钱　地榆一钱　棕榈灰一钱

共为末，空心酒汤送下。

子嗣门

瘦弱妇人子宫干涩

宜滋养为先。

人参　白术　甘草　白茯苓　当归　川抚芎　白芍　熟地　香附　条芩

上为散，白水煎，空心服，神效。云泉家传秘方。

肥盛人脂膜溢满，闭塞子宫，宜行开郁之药。

甘草　陈皮　苍术　川芎　南星　半夏　滑石

① 五份：原作“四份”，据下文改。

或用导痰汤加减作一帖，煎服。

胎前宜清热凉血方①

使血循经而不妄行，故能养胎气。

白术　沉香　条芩七钱，此乃安胎之要药　当归　川芎　白芍　熟地　人参　黄芪各等分

腹痛加砂仁，八月内可用。

姜、苏煎服。

安胎饮

妊妇心膨气胀，饮食不美，悉皆神效。

香附　陈皮　青皮　桔梗　枳壳　甘草　玄胡子　大腹皮　条芩　北胡　白芍　当归　生地

紫苏煎服。祖传秘术。

达生散

孕妇至八九月，服此数帖，尤妙。

大腹皮　人参　陈皮　紫苏　白芍　当归　甘草

春加川芎、防风；夏加黄芩、五味；秋加泽泻；冬加砂仁、木通、枳壳；胎气上冲加紫苏、香附、生地、北胡；渴加麦门冬、知母、全地、黄芩；有痰加炒半夏；临月加当归、川芎、黄芩、陈皮、白术、白芷、香附、甘草各等分

煎益元散服，可催生。

胎衣不下妙方

用朴硝三钱为末，童便刺热酒调下。

---

① 胎前宜清热凉血方：据目录调整方名及主治。

活胎催生妙散

苍术　陈皮　厚朴　白芷　当归　川芎　白芍　赤芍　半夏　白茯苓　甘草　羌活　紫苏　枳壳　官桂　藿香　麻黄

两服可下。有气痛加莪术。

半水半酒，用葱煎。如再不来，用捧珠丹。

捧珠丹

白芷　百草霜　滑石各等分

共为细末，苏汤送下。或前药调下亦可。

产后门

产后当大补气血，须有他症，以未治也。产后①血晕，急用韭菜一指大，细切纳于有嘴瓶内，以热醋刺，急封固，将瓶嘴按入产妇鼻中，令热气冲入脑户，晕则即醒也。

治妇人月家因冒风寒

致令手足挛拳，不时疼痛，十指难伸。可于本妇两膝骨两旁各有小窝，共四穴，俗为之鬼眼穴，各灸三壮，登时即愈。

产后恶露未净

腹中作痛者，神效。

当归　生地　赤芍　香附　桃仁　川芎　五灵脂　干姜泡

上为散，童便刺服。

产后发热恶寒

皆是血气虚甚，左手脉不足，须用补血之药；右手脉若是

① 产后：原作“后产”，据文义乙正。

不足，须补气之药，切不可发汗。大凡产后发热，轻则用茯苓同调血药理之，重则用干姜可也。此非有余之邪，乃阴虚故耳。盖干姜入肺，能分利肺气；入肝，能分利肝气。入肺能引血药入于诸经，必于四物汤同用。此用药之良法也。

产后血晕

当作气血俱虚及痰为要。

当四物汤打和二陈汤，或用黑虎丸、朱砂安神丸、麦门冬[1]汤送下。

产后中风

及口眼㖞斜等症，切不可就作风治，须用大补血气，然后治痰。烧白竹沥，以生姜自然汁刺入补药中服之，大效。

乳汁不通

甘草　瞿麦　柴胡　天花粉　桔梗　青皮　白芷　木通　赤芍　连翘　甘草各等分

水煎服。以手更摩乳房，乳自通。

又方涌泉散

穿山甲用□□，生者，五钱，炒　蛤粉炒赤　肉豆蔻四钱，面裹煨熟　核桃去壳取肉，一两　芝麻炒，五钱

将核桃、芝麻另捣烂如泥，次和入前药，共捣成膏。每服一茶匙，空心温酒化下。临睡一匙，调猪前蹄汁一二碗服。却以木梳二个，梳两乳房周遍，其乳自下如泉。

① 麦门冬：原作"麦门"，据文义补。

吹乳门

初因乳母失调，或忿怨，或郁闷，或吃厚味以成，或胞隔有滞痰，或因夜睡儿含气吹，以致此也。初先结核，忍痛揉擦至软，令乳汁透，可散，否则成毒矣。服之即愈。

青皮　当归　川芎　金银花　瓜蒌根　连翘　皂角刺　穿山甲炒成珠　甘草各等分

作一贴，姜水、酒煎，空心服。

又方

专用向东摘南樟叶三皮，擂酒吃，即愈。滓敷在患处，效。

又方

用四季青擂酒吃至醉，滓敷患处，睡觉即散矣。神效。

乳痛出脓[①]

服此药消肿止痛，神效。

人参　黄芪　川芎　白芍　当归　连翘　甘草　瓜蒌仁　青皮　穿山甲　金银花各等分

上为散，水煎，空心服。

治妇人赤白带下不止

丁香□钱　良姜一钱　干姜一钱半，炒黑　胡椒一钱　蛇床子五钱，炒过　桔梗三钱　白石脂三钱　朝脑一钱　吴萸一钱

上为细末，炼蜜为丸，如绿豆。每服十丸，老酒送下。

孕妇子冲心痛

黄芩　川芎　白芍　生地　地榆　玄胡索　牡丹皮　香附

① 脓：原下衍一“脓”字，删。

北胡　甘草各等分

姜一片，煎服，立愈。

治妇人经闭不通或赤白带下

此去旧生新之法，有孕者不可用。

川大黄　葶苈　皂角各一两　红娘子六十个　巴豆一百□十□□　麝香一钱

上为细末，丸如弹子大，用绢巾包裹，纳入阴户，一时黄水下时取出。若闭者亦通，若带下者即止。后服调经养气之药。常服之，妙，妙。

胎衣不下

用头尾全者蛇脱一条，灯上存性，好酒调服，即下。

用兰花根五六茎，擂热汤吃，即下。又可通经，用酒研服。

剪惊丸

治惊风发搐，痰涎涌盛，手足颤作反弓者，效。云泉家传方。

南星二味各制法　半夏□　薄荷　蝉蜕　白附子　朱砂　滑石　靛花　僵蚕　巴豆去油，净　天麻各一钱　麝香三分　天竺黄五分

上为细末，面糊为丸，如绿豆大。每服七丸，小儿五丸，姜汤送下。

擒龙捉虎丸

专治三十六种风，七十二般气。悉皆神效。

草乌白者，五钱，一半生、一半姜汁炒赤　川乌五钱，泡　牛蒡子五钱　虎胫骨五钱，醋炙□淬　京墨二钱半　真桑寄生五钱　防风五钱　何首乌五钱　五灵脂五钱　芸香五钱　没药五钱　乳香五钱

甘草二钱　僵蚕五钱　穿山甲五钱　荆芥三钱　南星三钱　牛膝五钱　苍术五钱，制　木瓜五钱　麝香一分半　细辛二钱　两头尖即白附子，二钱　川芎五钱　威灵仙三钱　白芷三钱　全蝎二钱　天麻三钱　羌活□钱　五加皮二钱　薄荷三钱　闹阳花二钱，即黄踯躅花　麻黄□两

熬成膏，打糊为丸，如梧实大。每服三十丸，热酒送下，取汗。顽疮、久瘘、诸瘰，如神。效不可述。

肠风下血仙方

天台乌一两　青木香三钱　商枳壳五钱　尖槟榔五钱

上为细末，每服二钱，空心冷水调下。

下死胎方

葛花一两　水银一钱　锡一钱　铅一钱　麝香一钱

共为细末，用米粉为丸，如黄豆大。熟水送下三丸，神效。

治瘿方

凡医瘿气用胡椒，海带海蛤海螵蛸。

海藻荆芥同甘草，昆布茴香等分饶。

更有海桐皮一味，对半春茶冷水调。

临卧之时吃一服，十日之中便可消。

难者半月即安愈，若还硬实永难消。

再加黄柏共同使，捣为末服自然消。

可与后方兼用。云泉秘方。

内消瘰疬仙方

不问痰疬、气疬、风疬，俱验。但推不动，贴肉，坚硬如石，名曰板疬，不可治。及妇人经闭者，宜先通经，后医疬，经不通者难治。

柴胡一两　川芎一两　木通一两　栀子一两　薄荷一两　牛蒡子一两，炒　赤芍一两　防风一两　蝉蜕一两　昆布一两　生地一两　海藻一两　海带一两　车前子一两　黄芩一两　连翘一两　滑石一两　荆芥一两　黄芪一两

上为散，每帖用灯心七茎，水煎温服，尽此一帖。

次用小黄芩即老鼠芳根、山楂根、糖蜜根，各洗净，用根皮晒干为末，面糊为丸，如梧实大。每服四五十丸，老酒送下。后用消瘿药调服，或浸酒亦可服。云泉家传得效方。

汗瘢仙方

白附子二钱　雄黄二钱　硫黄二钱　海螵蛸一钱　白砒五分，生

上为细末，用灰醋调开，将生茄子切去一半，蘸擦瘢上。入日中晒一伏时，见汗，用热水洗去。甚者不过三五次即去。

治疟疾绝药

常山　草果　白芷　陈皮　甘草　香附　乌梅　知母　麻黄各等分

半水半酒煎，露一宿。未发时，先一时暖烧服。

蜡烛发方

大黄　穿山甲　蝉蜕　僵蚕　皂角刺　白蒺藜　□□□

后用海螵蛸将指甲抉落成粉，以米浸一宿，火上焙干。每一钱入轻粉一分，共为细末，掺入疮孔内，即能生肌矣。先将清茶洗过才掺。

又方

用上等不夹土石，系白炉甘石，不拘多寡，存性，为极细末，掺上即效。又不拘新旧臁疮，痈疽背发，火疮，悉皆效验

如神。

家传喉风方

专治十八种喉风。大抵喉风多样，只共一种，故云：“十八种喉风各有名，八种只共一根因。寄言后代深藏口，不得轻传于外人。”

上用猪牙皂角七枚，刮去黑皮并弦，剉碎，作一服，用水二小盏，煎至一小盏，绢滤其滓令净，入蜜少许。如无蜜，入鸡子少许亦可。通口服，到喉口中就应吐风痰，毒气即破。如或牙关紧闭，用箸擘开灌之，入些小此药即吐，有大奇功。吐后服消风散毒、清火化痰之剂即愈矣。云泉家传。

保真膏

此药膏保精无漏，能养灵龟不死，通二十四道血脉，却老固体全形。海水当盈，强精壮气，百战百胜。老人用之，返少还童，且收小水，又喜交接不泄。可御①十女。要泄，候妇人经脉住日，去其膏药即泄，随即有孕。若用此药，百无禁忌。

赤石脂　硫黄　天门冬　熟地黄　生地　麦门冬　熟菟丝子　木香　沉香　母丁香　肉苁蓉酒浸洗　肉桂　没药另研　木鳖去□　鹿茸　虎骨　杏仁去皮尖，以上各二钱　蛇床子　谷精草　龙骨　阳起石真者　牛膝　远志去心　川续断去芦，各二钱　附子不去皮刺　乳香五钱，另研　蟾酥一钱，另研　麝香一钱，另研　甘草二两，炙　明净松香二两，另研　雄黄四钱，另研

上药须用真正药，研为极细末，用水六斤四两，用桑柴火慢烧。炒锅内先将甘草末煎沸六七次，后下松香末，煎沸六七

---

① 御：原作“遇”，音同而误，据文义改。

次，滤去滓，然后余药末节次都下砂锅内，慢火熬。用槐柳枝搅不住手，滴入水中成珠者是。休教火大了。捉起，下诸香、没药如法，再搅。搅温了，下麝香、蟾酥，又搅匀。用瓷罐收贮，以重布封口，去火毒。每用五钱重。用红绢扯均，先将腰腹洗垢腻去，贴药，后用锦帕系定，妙不可述。熬煎忌鸡、犬、妇人，厌之。

伤损痰咳稠粘领药

用猫儿刺[①]叶擂烂，煎水，缓缓呷下，即见化痰，大有奇效。此猫儿刺生大山中，叶如此样，皮上四角皮及中心有利刺，因以得名。邵武姚齐公传。

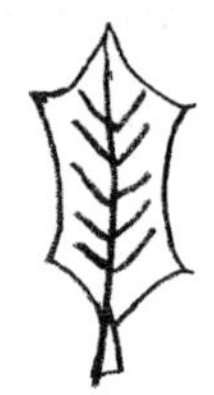

猫儿刺

治厉风证

治眉毛脱落，鼻梁倒塌，遍身生癞者。圣化丹：

川芎　防风　羌活　独活各一两　胡麻炒　苦参去皮　金毛狗去毛　牙皂皮核弦都不用　当归二两半　荆芥一两　蝉蜕　全蝎去头足尾　僵蚕炒　何首乌去皮蜜炒，一两一钱　白芷　苍耳草蒸，各五钱

上为细末，用大枫子二斤，去壳，捣烂如泥，同药和匀，用陈米饭打糊为丸，如梧实大。每服四十至五十丸。如病人身上浮肿，眉上痒不止，或是风气攀睛，手足拘挛，先服此药一料，用清茶送下，日进四服。或妇人四肢麻痹，手刺痛，腿膝生疮，先服夺命丹一料，后服圣化丹。服药后十日，瓦锋面上放血，次于膊上放血，后于腿脚放血。而遇天气清明，五六日放一次。量病轻重，不可放血。妇人多破血，无妨。

---

① 猫儿刺：即“功劳叶”。

小儿惊风泄泻仙方

当归炒　川芎　白术　茯苓　人参　肉桂　干姜　丁香　砂仁

上为散，姜三片，枣一枚，煎服。后服：

白蔻　藿香　厚朴　苍术　草果　槟榔　人参

夏月加香薷、黄连、甘草、沉香、陈皮、神曲、半夏、麦芽。

白水煎服。

瘘疮瘰疬仙方

当归一两　川芎一两　净金银花三两　川木通二两　薄荷一两　防风一两　穿山甲一两　木瓜三两　皂角子三两　连翘一两　人参八钱　米仁三两　土茯苓一斤

共为粗末，每服一两，半水半酒煎服。一日三次，忌鸡、鱼、毒物。屡得效验。

第二次转手用：

雄黄五分　砂仁五分　僵蚕五分　全蝎五分　金头蜈蚣一条，炙燥

上为细末，分作二服。每早空心葱酒送下。

第三次收功：

生地四两　五加皮一钱　黄柏一钱　蜈蚣五分

上为末，酒调服，再服草药浸酒，断根。云泉奇方。

草药奇方

和风柳　乌不栖　五爪龙二两，用根　夏枯草二两　南蛇□二两　苏根四两

煨酒六大瓶，每早空心随量服。

专治远年近日半边不遂仙方

防风二两　羌活二两　当归二两　虎骨二两　漏芦二两　萆薢一两　秦艽三两　五味子四两　甘枸杞四两　苍耳子四两　鳖甲一枚　暗松节四两　干荔枝根半斤，蒸　蚕沙三两，炒

上为细末，每服一钱，温酒调服。七日取效。云泉家传奇方。

后服此药：

杜仲二两　牵牛五钱，半生、半炒　木香五钱

上为细末，每早空心酝酒送下一钱。屡得应验。祖传秘方。

接骨节痛仙方

川乌　紫金皮　白芷　半夏　土当归　草乌　坐拏草即奶娘柴根，各一两　木香三钱

上为细末，诸样骨碎折、出臼窝者，每服二钱，好酒调下，麻倒，不识痛处。或用刀割开节，或刀剪去骨锋，以手整顿，骨节归原，用夹夹定，然后医治。如箭镞射入骨内不得出者，用此麻药，或钳出，或凿开取出箭头。只用白水汤，立醒。

痨症仙方

专治五痨七伤，吐血咳嗽，子午生潮。悉皆神效。

黄芩　胡黄连　汉防已　知母　羌活　独活　天门冬　麦冬　归尾　生地　熟地　枸杞　牛蒡子　贝母　桑白皮　杜仲　扁柏

上为散，白木槿花如无花，以根代之、茅根煎服。

又方

陈细茶一两二钱，蜜水炒，蒸　百草霜　龟板四两，醋炙　童便炒贝母

上为末，炼蜜为丸。每早空心送下三五十丸。神效。

转手断根仙方

紫河车一个，又名混沌皮。用新瓦，初胎者佳，焙干，宜童男者　白茯苓二两　桑白皮粉一两　家葛粉五钱　荆芥三钱　猪肺一具，不可落水

将肺、混沌皮同用新瓦瓶一个，上用粗碗盖定，炆至熟烂，取出焙干。入前药，再加核桃肉二两。若冷汗，加熟蒸椒末一钱、茯神五分、贝母一钱。

上为细末，炼蜜为丸，如梧实大。每三五十丸，白汤送下。

治妇人乳肿疼痛仙方

用天门冬四五根，煎酒服即止。

治食积肿胀方

威灵仙半斤　江子①五钱，同用酒浸二日，煮二日，去江子不用　加车前子二两，略炒　山楂肉，四两　枳实二两　萝卜子一两半

上为细末，酒打糊为丸，如梧实大。每服九、十丸，白汤送下。

后服此药，不问诸般肿胀，悉皆神效：

大腹皮　赤茯苓　泽泻　桑白皮　木通　川朴　车前　陈皮　青皮　海金沙　苍术

食不化，猪苓、麦芽、香附，加山楂、牵牛。

阴肿，加白芷、瞿麦、萹蓄。

水肿、气肿，加葶苈、黑牛、枳实。

化痰，加半夏、防己白者可用。

---

① 江子：即“巴豆”。

清心，加黄芩、麦门冬、桑白皮。

热，加栀子仁。

气肿，加萝卜子、槟榔、牵牛、木香。

蛊肿，加三棱、莪术。

气急，加沉香。

磨服，七日内即取效验。云泉家传奇方。

喉闭甘桔汤

桔梗　甘草　白芥子　玄参　连翘　前胡　天花粉　门冬　杏仁　瓜蒌仁

姜一片，煎服，七日即愈。

妇人横生逆产仙方

川厚朴　当归　川芎　白芍　陈皮　麻黄　白芷　枳壳　白茯苓　肉桂　石膏　紫苏　瞿麦　车前　桔梗①

春月，加苍术，逆者去石膏，加升麻、蓖麻子十二个，姜枣煎。

第二服：

归身　川芎　白芷　生地　枳壳　厚朴　瞿麦　车前　白茯苓　穿山甲　威灵仙　桃仁二十四个　急性子　白术

寒冷月，加人参、麻黄、鸡蛋白少许，煎服。

黄肿仙方并脚气疼痛方

白术　苍术　赤茯苓　麻黄　紫苏　大腹皮　桔梗　枳壳　杏仁　木香　黄芩　五味子　甘遂　桂枝

煎服，神效。云泉效验方。

---

① 桔梗：原作"梗桔"，据文义乙正。

疸后服：

茵陈　栀子　黄柏　猪苓　泽泻　苍术　甘草　厚朴　桂枝　川芎　白术

用姜三片，枣一枚，煎服即愈。

久年风疾仙方

大黄　栀子　黄芩　连翘　白蒺藜　赤芩　枳壳　桔梗　防风　荆芥　甘草　朴硝

白水煎服。

肥儿丸

蟾酥五钱　胡连五钱　川楝子二钱，净，去核　肉蔻二两，去油　芜荑二两　使君子一两　神曲二两　青皮一两　香附子　五灵脂　芦荟五钱　胆草　雷丸　三棱　莪术各一两　花蕊石三钱　琥珀三钱　沉香五钱　宣莲一两　木香五钱　皂角一斤

煎膏为丸，如萝卜子大。每服三十丸，白汤送下。

久年痰火仙方

当归　川芎　黄芪　玄胡　玄参　黄连　柴胡　石菖蒲　茯苓　香附　陈皮　枳壳　枳实　木香　山楂　紫苏　贝母

上为散，姜枣煎服。云泉奇方。

咳嗽咽痛仙方

紫菀四两，洗去泥土，蒸过　款冬花一两　大雄黄二钱　瞿麦一钱　雷丸三钱　远志去心，净，五钱

共为细末，每用二钱，米泔水调服。

后服此药：

故纸　杜仲　川芎　当归　白芍　白术　人参　羌活　独活　玄参　生地　首乌　门冬　石膏　自然铜　菟丝子　干葛

木瓜

姜三片，枣一枚，煎。云泉效验方。

第二服：

黑牵牛　小茴香　玄胡　蒲黄　米仁　羌活　桂枝　续断

腿脚痛肿，加土茯苓。

姜、枣煎服，七日内取效。

喉内咽闭吹药

用石榴皮五钱　乳香七分　没药八分　血竭一钱

共为细末，吹入喉内即安。

煎药载于后：

苏叶　荆芥　防风　桔梗　人参　蒡子　甘草　僵蚕　枳壳　枳实

上为散，白水煎服。

急喉风

白矾枯　僵蚕　皂角各等分

为细末，每用一字，吹入鼻中，即打嚏开关。或吹喉内亦妙。

又方

雄黄　白矾　藜芦　牙皂　细辛　熊胆各等分

上为细末，吹入鼻中，即打嚏开关。

又方吹药

薄荷二两　牙硝一两　甘草七钱　桔梗五钱　蒲黄五钱　青黛三钱

上为细末，吹入喉中即愈。

梅毒仙方

归尾　白芷　生地　皂刺　金银花　连翘　防风　荆芥　木通　蒺藜　木瓜各等分

另外：川乌五钱、草乌五分、牙硝一两，火烧制过。三[1]味药为细末，每服放二分半。土茯苓四两，煎服。川乌、草乌同入新铫内，用水煮至干，去渣，入硝在内，溶成水，再入硫黄末一钱在内，搅匀倾去，瓷器内即是丹头。有口授。

咳嗽声重烟筒

北艾一两　大雄黄一钱　鹅管石一钱　款花二钱　细辛二钱　黄蜡三钱

共为细末，点烟熏喉中。用青木香磨水吞下。

喉风仙方

僵蚕　皂角　全蝎十八个，去头、足、尾　硼砂　雄黄　明矾各一钱　胆矾少许

共为细末，每一字吹入喉中，即愈。

后服：

连翘三钱　黄芩一钱半　川大黄一钱半　薄荷一钱半　人参一钱　甘草一钱　栀子一钱　芒硝一钱　白附子八分　黄连五分

煎服。

又方

牛蒡子二钱　玄参　升麻　桔梗　犀角　黄芩　木通　甘草各一钱半

上为散，姜煎服。祖传效验妙方

---

① 三：原作“二”，据文义改。

又方

黄芩　甘草　荆芥　薄荷　升麻　大黄　生地

上为散，姜煎服。

痰结仙方

桂枝　麻黄　杏仁　白芍　甘草　石膏　陈皮　半夏　茯苓　人参　白术

上为散，姜、枣煎服，即愈。

又方

当归　白术　苍术　黄芩　羌活　防风　猪苓　泽泻　茵陈　干葛　苦参酒炒　知母　甘松　升麻

为散，煎服。

又方

羌活　独活　防己　当归　大黄　枳实　贝母　南星

上为散，姜煎服。立见功效。

脚气仙方

麻黄三两　僵蚕三两　乳香五钱　没药五钱　丁香一钱

上为细末，每服半两，好酒□□□汗为度。再用桃、柳、梅、槐、桑、橘、樟等叶，煎水熏□□□□□□□□□再熏洗，即效。

结痰仙方

羌活　□□　□□　□□　天粉各五分　防风　泽泻各三钱　防己一两　川芎一钱半　苦参一钱　中桂五分

上为细末，酒糊为丸，如梧实。每服一钱，桑白皮汤下。

咳嗽仙方

藿香　紫苏　大腹皮　陈皮　甘草　半夏　神曲　厚朴　白芷　细辛

姜、枣煎服。云泉试验方。

梅疮仙方

防风　荆芥　米仁　羌活　木通　木瓜　牛膝　麻黄　牙硝　牙皂　连翘　甘草　土茯苓二两

水煎服之。

痞气仙方

使君子　桔梗　苍术　灵脂　羌活　独活　防风　荆芥　枳壳　乳香　没药　三棱　莪术

姜煎服。

蛊肿神方

人参五分　杏仁五分　花椒五分　土狗三五①个，焙干　商陆七分　京墨七分　南木香一钱　沉香一钱　芫花七钱　大戟七钱　甘遂七钱　橘红一两

共为细末，醋打糊为丸。汤使于后：一消头，生姜、桑白皮煎汤下；二消胸膈，萝卜子炒过，煎汤下；三消脚膝，木瓜、生姜汤送下。此方屡试屡有效验。

神效利惊丸

专治小儿急慢惊风、心气等症。

大黄一两，煨过　牙皂五钱，煨过　江子五钱，去油　硇砂一分

---

① 三五：原作“五三”，据文义乙正。

当归二分　僵蚕五分　蝉蜕五分　羌活五分

共为细末，每服三钱，酒汤送下。小儿金银煎汤下。

又方

雄黄二钱　滑石二钱　胆矾二钱

共为细末，每服五岁小儿一分，十岁小儿三分，大人五分为止。白汤调服，即吐涎。神效。

后服：

丁香　砂仁　人参　肉桂　当归　白术　甘草

上为散，姜、枣煎服。慢惊风用此极效。

咳嗽仙方

麻黄　陈皮　半夏　桑皮　甘草　麦芽　五味子　干葛　枳实　乌梅　桔梗　杏仁　大腹皮　石膏　香附子

上为散，姜三片，煎服。

十宣散

治背发、痈疽，无名风肿等症。

黄芩五钱　人参三钱　当归五钱　川朴四钱　桔梗五钱　桂心三钱　川芎□钱　防风四钱　甘草四钱　白芷四钱

共为细末，每服三钱，好酒送下。不会饮酒，木香汤下。七日即见效验。

痫疾丸

雄黄二钱　木香二钱　砂仁三钱　谷精草五钱　荆芥二钱半　江子五十个，去油　朴硝少许

竹沥、姜汁打糊为丸，白汤送下。

又方断后

川倍子五钱　枳壳三钱　白矾三钱　黄柏五钱　黄连五钱　矿

灰五钱，炒令赤色

上为细末，早米打糊为丸，如梧实大。每服十五丸。初服黄连汤下，二服姜汤下，三服薄荷汤下。

治疟奇方

不问新久，服至三五帖内，疟自去矣。不用截药。

猪苓　泽泻　三棱　莪术　青皮　陈皮　川朴　知母　贝母　黄芩　恒山　草果　槟榔　甘草　石膏　枳壳　半夏　苍术

上为散，姜、枣煎服。

吐血仙方

穿山甲　甘草　小蓟　藕节　血竭　百草霜　泽兰　败棕　掌柏　紫金皮

上为细末，早米打糊为丸，如梧实大。每服五十丸，茅根煎汤下。

百病串方

三棱　莪术　陈皮　黄连　槟榔各五钱　江子去壳，五钱，取霜

上为细末，滴水为丸，如梧实。每服十丸，随饮送下。

泻痰丹

专治痰火咳嗽等症。

石膏二两　滑石一两，生　沉香五钱，半为末，半磨水为丸　参须三钱　薄荷三钱　粉草五钱　木香五钱，半①为末，半磨水为丸　白附子一两　硼砂一两

① 半：原无，参本方前“沉香”例补。

共为细末，炼蜜为丸，如梧实。每服二十五丸，沉、木二香磨水下。

先服此药：

麻黄八分　杏仁七分　石膏七分　甘草八分　寒水石七分　细茶一钱　巴子一钱，去油，白水煎服　乳香五分　没药五分　沉香一钱　木香一钱　朱砂一钱

上为细末，京枣为丸，如梧实大。每服七丸，姜汤送下。

杨梅漏方

防风八厘　羌活七厘　连翘七厘　米仁一分　木瓜八厘　木通一分　皂角七分　麻黄一分　白硝一分　牛膝七厘　荆芥一分　土茯苓三钱

白水煎服，一日三服。间用醋煮蜡叶，贴七日见效。

痢疾丸

专治男、妇五色恶痢，腹肚筑痛，悉皆神效。

乳香二钱　没药二钱　黄丹五钱　江子四十九个，去油　杏仁四十九个，去皮尖　麝香三分　朱砂一钱

上为细末，用黄蜡溶化为丸，如绿豆大。每服十五丸。赤痢甘草汤下，白痢姜汤吞下。活变在人。

痢疾神方

木香一钱　砂仁五分　雄黄一钱　江子去油，一钱

上为细末，每服老米饭为丸，如梧实大。每服二十九丸，白汤送下。

后进此药：

枳壳一合，将江子入内，纸包浸湿，火内煨，去江子　黄连五钱　甘草五钱　赤芍五钱　地榆五钱　粟壳五钱　乌药五钱

共为细末，每服一钱。白痢，姜汤下；赤痢，乌梅汤；肚痛，木香汤下。甚危笃者，用苎麻表烂研，和米煎服，即愈。

治小儿水泻痢疾神效

石灰不拘多寡，炒至赤色

用大蒜煨熟，捣烂为丸，如绿豆大。每大人十五丸，小儿十丸，白汤送下。妙不可言。

治九种心痛神效

用矿石灰研为细末，每灰一两，入大黄五钱，同炒至赤色，去大黄不用，只用石灰末。每服五分，或汤，或酒，或姜汤下。

治痰火喘嗽及心气疼痛仙方

广陈皮一两，净　江子肉去油，一两　桂皮三钱　白石灰三钱

上为细末，伴糯米一小钟，用水洗陈皮，共诸药同炒干，待枯黄色，去药，只用陈皮研为末。人虚者服三分，实者服五分，白汤送下。若痰多，山楂、石膏煎汤下。

朱砂守病丸

秘方。

朱砂五钱　硼砂五钱　血竭五钱　硇砂五钱　江子三钱，去油　乳香二钱　没药二钱　雄黄五钱

共为细末，用好醋打面糊为丸，如梧实大。每服二三十丸，汤引于后：死而不下，好酒送下；蛊肿，用姜汤、萝卜子煎汤下。此方能医三十六种风，七十二种气。切不轻传与人。敬之，敬之。汤引同剪惊丸引子。

治杨梅臁疮瘰疬疼痛难止

无治疗之法，此药用之如神。

防风　荆芥　龟板　皂刺　虎骨　自然铜　木通　当归各一两　儿茶　没药　乳香　朱砂各一钱半

俱为粗末。每服先起头药一钱，每日加一分。每罐用土茯苓二两，吃过七日，又加催药。

又方

砂仁　乳香　没药　儿茶各一钱

将前药称过五钱，均合照前分两加减，煎服如神，梅漏尤妙。

神水妙法

乌梅三钱　白矾三钱　干葛二钱半

共为细末，口内工夫传受即效。云泉家传奇方。此是退恶人方，错简于此。

痰火方

白砒一分　石膏一两

白面糊清水为丸，入火内炼过，要有烟起方好，为细末，为丸如梧实大。每服三四丸，好□细茶送下，即日取效如神。

又方

立效。

橘红　麻黄　白芥子去油　苏子去油　桔梗　前胡　知母　杏仁　甘草

白水煎服。

妇人产后胎衣不下

用牛栏枋上干牛粪，存性为末，好酒送下二钱，即下。此方不可乱传与人。

治白癜紫癜风方

俗名汗斑。

防风　荆芥　陀僧　硫黄　雄黄各五钱　粉心五钱，烧过　水花珠二钱　砒五分，赤的　茄蒂五钱，焙干研末

以上各为细末，用夏布包裹，调好醋，每日搽上三次。五日即愈，不见踪迹。

蜡矾丸

专治肠痈、痔漏、瘰疬等证。日夜疼痛，脓水不干，服之神效。

黄蜡一两　白矾一两二钱，枯过为末　辰砂一钱　雄黄一钱　陀僧一钱

上件共为末，先将黄蜡入铜铫内溶化，再入蜂蜜五钱，即一小杯同溶，随入四味末药，搅匀待冷为丸，如梧实大。每服二十丸，或酒、或白汤送下。病在上，饭后服；病在下，空心服。

治双蛾、单蛾仙方①

治喉风肿毒，双蛾、单蛾、木舌等症，牙关不开，饮食不下，言语不得，悉皆神效。

薄荷五钱　草龙胆五钱　黄连五钱　硼砂一钱　胆矾二钱　山豆根一钱　枯矾一钱　明矾二钱　冰片三分　雄黄二钱　熊胆一钱

上为细末，每用一字，吹入喉中，即愈。间服解毒汤。若是牙关紧闭，先用开关散②。若痰多风重，又要吐痰。

---

① 治双蛾单蛾仙方：原缺，据目录补。

② 开关散：原作“关散”，据下方“开关散”补。

开关散

牙皂　北细辛　熊胆各等分

细末吹入鼻中，打嚏吐痰，醒开关。后再进吐痰丹。

吐痰丹

善吐顽痰。

雄黄一钱，生　胆矾一钱，生　滑石一钱，生

上为细末，大人①五分，小儿三分，白汤调服，一时即吐顽痰。回生转死，活在人心。

间服解毒汤

甘草　栀子　连翘　薄荷　升麻　枳壳　桔梗　玄参　牛蒡子　羌活　防风　赤芍　归尾　滑石　石膏

又吹药仙方

随便选而用之。

片脑三分　牙硝二钱　辰砂一钱　玄胡粉五钱　寒水石五钱　硼砂三钱

上为细末，每用吹入喉中，自然安愈。间服加味甘桔汤。

加味甘桔汤

甘草　桔梗　玄参　牛蒡子　升麻　天粉　陈皮　羌活　紫金皮　防风　细辛

上为散服。

瘰疬仙方

甘草四分　黄芪一钱　当归一钱　天花粉六分　连翘一钱半　柴

① 大人：原作“大”，据文义补。

胡一钱　昆布七分　龙胆草四分　黄芩五分　玄参六分　羌活七分　牛蒡子七分　桔梗一钱　陈皮八分　升麻七分　白芍　薄荷四分

上为散，姜三片，水二钟煎服。再服加甘草节、知母、海藻服。

治大麻风

又名大癞风。此疾若人患之，十分不可轻视。

木鳖子一两，炒　草乌一两，炒　当归二两，酒炒　老公须①一两，炒　川乌一两，泡　细辛一两　青竹蛇一条，酒炙　蜈蚣一条，酒炙　雄黄三钱　大黄一两　肉桂一两　青木香一两

上为细末，酒打糊为丸，如梧实大。每服五十丸，白汤送下。

又方

胡麻子六钱　防风八钱半　白蒺藜三钱　荆芥五钱　苦参一两　北细辛三钱　当归三钱　威灵仙三钱　天花粉三钱　大枫子肉，四钱　枸杞子二钱

上为末，酒打糊为丸，如梧实大。每服五十丸，酒汤送下。

又方

川芎五钱　生地五钱　川乌煨过，四两　草乌炒，一两　当归五钱　皂刺炒，□□　赤芍五钱　白芷　威灵仙　穿山甲　胡麻子炒　羌活　僵蚕　蒺藜　蝉蜕　石菖蒲　天麻炒，五钱　金银花　黄柏　五灵脂　乌药　荆芥　防风各五钱　全蝎一两　大黄一两　蜈蚣　雄黄五钱　大枫子一两　苍耳子一两　白花蛇一条，酒炙　胡麻五钱

---

①　老公须：即“榕须”，为榕树的气生根。

上为细末，老米打糊为丸，如梧实大。每服五十丸，酒汤下。

又方

用金头蜈蚣一条，黄酒炙过　雄黄二钱

上为细末，分作二次，空心酒汤送下。悉系继周精选奇方，非比寻常之术。

治胬肉遮睛方

用杏仁三个，口嚼烂取汁，调妇人乳汁，点之即落，不过五七次即退。间服煎药：

当归　川芎　白术　茯苓　生地　蒺藜　草决明　石决明　青葙子　蔓荆子　米仁　苍术　甘草　木通　羌活　蝉蜕　连翘　花椒目　牛膝　木瓜

白水煎服，有翳膜①，加木贼、蒙花、熟地，服之即愈。

追风补损仙方

治遍身疼痛。及筋骨手足疼痛者，悉皆神效。

防风七钱半　白芷六钱半　五灵脂五钱半，炒　牛膝　川芎　荆芥　乌药　木香　赤芍　地骨皮　小茴　甘草　木瓜　乳香　没药　羌活各五钱半，各精制

上为细末，早米打糊为丸，如梧实大，每服五十丸。白汤、老酒送下。

又方

二服用：

吊钩藤　当归　石楠藤　自然铜　威灵仙　五加皮　紫金

① 翳膜：原作“医膜”，音同而误，据文义改。

皮　杜仲各一两　黑豆一两　小茴一两，炒　桐根皮一两

上为细末，每服一钱，老酒剩服。

又方

三服用：

防风三钱　荆芥三钱　乌药三钱　木瓜二钱　白芷□□　甘草一钱　麻黄二钱　寻风藤[1]三钱　苍术三钱　厚朴二钱　米□三钱　南星二钱　闹羊花三钱，去心

用烧酒一斤，煎至十四两，不拘时服。

又方

石膏一两，煅　暗松节一两，炒　五加皮一两　虎骨一两，炙　自然铜一两　乳香三钱　川乌五钱，炮　没药三钱　草乌五钱，葱汁炒　木香三钱

上为细末，每服三钱，空心老酒送下。此数方不可轻传。云泉家传秘术。

神效奇方

治脚气疼痛，一身腰、膝、背如反弓，并神效。

天麻　知母　贝母　僵蚕　白芷　当归　人参　白附子　苡仁　半夏　黄芪　槟榔　杜仲　茯苓　川芎　牛膝　肉桂　独活　苍术　苍耳子　桑寄生　乌药　山药　门冬　菴蔄　管仲　萆薢

上为散，姜、枣煎服。七帖后，服川[2]乌丸断根。

---

① 寻风藤：即“青藤”。本书卷三“飞步散”中有“青藤即寻风藤”。

② 川：原作“用”，据下方“经验川乌丸”改。

经验川乌丸

川乌一两　茯神一两　小茴一两　茯苓一两　韭子一两　川椒一两半　鹿茸一两　杜仲一两半　牛膝一两　附子一两，面包，炮煨　青盐四两　山药半斤　柏子仁二两　胡巴一两　粉草一两　巴戟一两　苍术二两　门冬四两　石斛一两　故纸一两　黄芪一两　菟丝子一两　石枣一两　人参六钱　苁蓉一两　远志一两半　当归四钱　川楝子一两

上依制法，为细末，炼蜜为丸，如梧实大。每服五十丸，老酒送下。

继周万选方

治痞块、膨块、胀满，不论远年近日，悉皆神效。

青矾二钱，炒至白色为度　锈铁钉四两　老姜四两

将前三味药浸酒五瓶，每日天早随量饮数杯，就捞起浸酒的姜，下酒。青矾，看人体气大小厚薄，体厚者青矾用三钱，体薄者二钱。姜亦量人厚薄，厚者四两，薄者六两。其块从大便内打出。效不可述。

心痛仙方

诸气亦妙。

青木香　赤芍　香附　乌药　藿香　黄芩　甘草

上为细末，煎热服。

神应通灵散

专治小儿、男、妇远年近日诸风百损，遍半不遂，双足不能动履，筋骨疼痛，左瘫右痪，悉皆治之。此方不可轻与人。

蕲蛇四两，酒浸，炙黄色　黄柏□两半，蜜炒　当归二两　雄黄二两，姜汁制　白芍一两半　木瓜四两　牛膝二两　杜仲二两，去粗皮，

姜汁炒　秦艽一两半　川芎一两半　人参一两　苏木五钱　槟榔七钱　黄芪二两半　枸杞一两半　苍术三两　五加皮去骨，四两　虎胫骨二两，酥炙　木香八钱　小茴一两二钱　何首乌四两，忌铁　蝉蜕一两，去头、足、土灰　草乌五钱，炒　白术一两　沉香五钱　粉草六钱　石乳香一两　没药一两，箬叶炙　松节一两半，要暗节，包如球者佳　川乌五钱，煨　麻黄一两　麝香五分

上精制，为细末，炼蜜为丸，如梧实大。每服五十丸，空心一日好酒送下三次。恶油腻、自死之物，牛、犬、猪母、鱼虾之类，并房室、七情喜怒。又取头末为丸。

后粗末，每三两加小枣去核，四十九个　炒桃仁四十九粒　带皮生姜五钱　蕲州蛇末四钱，如无以乌梢代之亦可。浸无灰酒一大坛，凡煮药时，先做小苎布袋袋药，以小线系定，钓在坛内，外笋箨包口，外以糯米百粒放上，以箬叶一重包之，入水煮米成饭，取出，将泥封固坛口，埋在土内，七日取出，任意服之，随量浅深，以半醉为度。此方只传子，千金不可妄传非人。如做半料，轻者服之即愈，甚者要服全料。妙不可言。

治四时伤寒方

治四时伤寒、感冒，潮热，寒邪头痛等症。加减在人。

柴胡　前胡　苍术　麻黄　黄连　甘草　藿香　陈皮　石膏　芍药

上为散，姜、葱煎服。

治痰火方

白石膏三两　滑石一两　沉香五钱，一半为末，一半点水为丸　木香五钱，一半为末，一半磨水为丸　节参三钱　薄荷五分，煨　粉草五钱，破作两边，蜜炙　白附子一两　硼砂一两

共为细末，炼蜜为丸，如梧实大。每服二十丸，沉香磨水送下。七日内即见效验。

先服此药：

麻黄八分　杏仁七分　赤石膏七分半　白石膏七分半　细茶一钱

上为散，姜一片，不拘时服。

金枣化痰丸

专治惊风、痰喘、咳嗽，悉皆神效。

先用巴豆二十枚，新木枣二十枚，将巴浸去油，将枣切开去核，每枣入巴一枚，外用面包。枣子入火内煨热，去巴豆，用枣子，加砂仁一钱，水银五分，麝香二分，捻为丸。小儿半岁半分，一岁一分，约年岁大小，加至五分。惊风，用金银汤下；潮热，薄荷汤下；痰盛，用生姜汁调白汤下；喘，用紫苏汤下；泄，用老米汤下。服后令睡，不可吃乳。其母亦忌鸡、鱼、热毒之物。

惊风化痰丸

急慢俱好，神效。

天竺黄四钱　砂仁一钱　麝香一分　南星一钱，姜汁炒　半夏一钱，姜汁炒　麻黄一钱　全蝎一钱，去头足，炒　僵蚕一钱，炒　薄荷七分　雄黄五分　牙皂一钱　细辛五分　白天麻五分　防风一钱　白术一钱，槟榔煎汤炒　川乌五分，面包煨　莪术五分，醋炒　香附五分，醋炒　金箔十片　银箔十片　朱砂一钱，五分为丸，五分为衣

上为细末，姜汁、竹沥打糊为丸，如梧实。朱砂为衣，金箔包裹，每服三丸。用姜汁磨化，出汁为度，即愈。

隔食仙方

硇砂一钱，水澄，煎干　南木香二钱　磁石一钱，醋煅　燕屎一

两，瓦上焙干　斑蝥大者一个，瓦上焙干　硼砂一钱　朱砂一钱　胆矾一钱

共为细末，每服三厘，烧酒送下，日服一次。口干，不可与他吃水，只吃干饭。一七见功，共吃二分一厘末子。不可轻传。

继周秘传治梅疮等证①

治梅疮、轻漏，疳疮，瘰疬，不用吃药，只是擦手足、掌心及脉门等处即愈。大有奇功，神效无比。

擦梅疮方

打马②一钱，扁柏包，烧过　大黄去皮，为末，三钱　水银一两　轻粉疮多八分，少者五分　朱砂三分　大枫子一钱　铜青二分　麻油小杯

要搽尽此药，莫留，要桶盆盛住，搽一七日，不要出房间，莫被风吹口。常用煎白翁汤含在口内。药入筋骨，用豆心柴煎水洗疮壳，七日就好。先令人吃毒物，后吃十帖散毒药。

公疮尖圆，打马一钱；母疮四围烂出，打马七分。母疮好得快，七日之内不得洗面洗足。食饭皆要送在房内吃为妙。

搀药

乳香　没药　儿茶　血竭　鸡内金　蚕壳

后加片半分、轻二分、象牙灰。擦之时要口含扁柏擂水含，或白头翁擂水含。再黄连、黄芩、苦参煎含。

---

① 继周秘传治梅疮等证：原为“继周秘传”，据目录补。

② 打马：见《本草纲目拾遗》“番打马”：“形长尺许，内藏油膏（一说树脂），外裹棕皮。可代火把，又可鞭马。”故名，可治痣。

拔毒仙方

治梅疮、瘘癣、痔疮、便毒，悉皆神效。

用皂角子一味，每服二三十丸，一日三服，用土茯苓煎汤送下。

吸瘰疬煮葫芦仙方

前有方太杂，此方更简，尤妙。

当归　川芎　赤芍　生地黄　白矾　五倍子　桂枝　白术　茯苓　白芷　防风　细辛　荆芥　乳香　陈皮　牙硝　血竭　羌活各等分

上为散，安入葫芦内，用水炆至百沸，取出去滓，将针针破疬子，乘热吸上，取出毒血，再换一葫芦，又吸。如此三次即消。后服：

追风拔毒丹

专治瘰疬，袈裟等发，奇效如神。

胆草一钱　瓜蒌仁一钱　黄芩一钱半　知母一钱　桔梗一钱　贝母一钱　昆布一钱　海藻一钱　柴胡一钱　三棱七分　莪术七分　连翘一钱　干葛七分　归尾七分　黄连七分　升麻七分　白芍五钱

上为散，随症加减，服之大有奇功。

捷见方

治翻肛突肠三五寸不收者，外用马拾苋煎水，入炉灰一茶匙在内，乘热熏洗、久浸，按入后服收肠散，神效。

收肠散

当归　赤芍　黄连　枳壳　地榆　生地　槐角　木通　赤茯苓　甘草

上为散，白水煎服，不拘时，空心服。

断根草药

翻肛突出，多是大肠经风热，用此断根。

盆甑子蔸四两　水柳蔸三两　乌柏树根一两　红牛膝根一两半　刘寄奴根一两半　□枫藤二两

上剉碎，用好酒一大锃，浸一日，炆熟，每早三杯则不发矣。

治小儿疳积久泻仙方

神效无比。

粟壳水浸，剥去筋膜，醋炒，七分　陈皮去白，炒，五钱　甘草二钱半　车前子二钱　天浆子①炒干，□两

上为散，每服三钱，白水煎服。

又方

小儿疳积久泄，不拘新旧，水泻等症。如神。

硫黄一两，用火熔成水，入血竭末一钱在内，搅匀，倾出听用　滑石二两，米泔水飞，热者用三两，凉者用一两

上为细末，每服一钱，饭汤送下。吐者用姜汤送下。

治心气疼痛仙方

神效无比。

江子五钱，取霜　南木香三钱　沉香二钱　红豆五钱　川椒三钱　胡椒一钱，炒成黑灰　硫黄三钱　乳香一钱　没药二钱

上为细末，每服一钱。若人冷者，姜汤下；热者，米泔下，调酒亦可。

---

① 天浆子：即“雀瓮”。

痰喘仙方

专治大人、小儿痰喘咳嗽，日夜不止，服之神效。

用山乌豆柴连根叶一味，用水煎服，不过二三次即愈。此药生建阳，叶似株叶，但是叶相对。又似清凉伞，对节开枝，梗略带些扁，高二三尺。书坊常有人担上街卖，他处每少见之。

此药又可止泻、消膨、止腹痛。大有奇功。

神效催生散

专治妇人三五七日不产，服之神效。

蛇蜕一条存性　蝉蜕二十四个，存性　胎发一球，存性　穿山甲一钱，炒　滑石一钱，生

上为细末，用好酒调，分作二次服。人行五里，又进一服。半日内即见功效。

治痞积仙方

用生糖五斤，浸好酒十瓶，再入生铸铁二斤半，同用慢火炆过，不时温服，即愈。

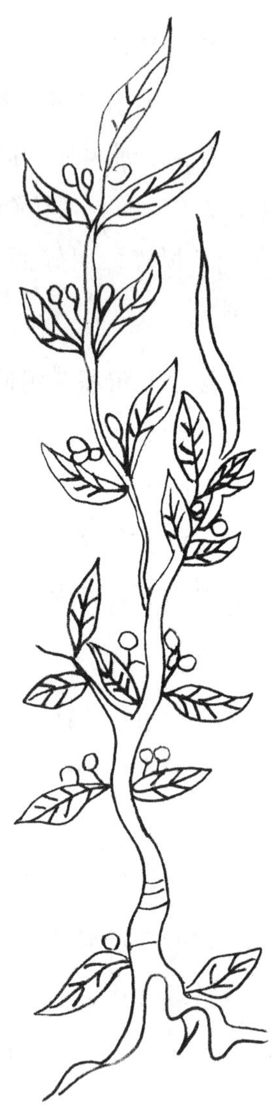

山乌豆柴

又方

用鱼挨半斤，炆精猪肉四两，用好
酒同炆，空心服。

鱼挨，即人家鱼池内，有叶如莲叶，但更狭小。根似菖蒲，但更大。生黄花，处处有之。

立马乌须仙方

或雪白，或焦黄，搽过一宿，即黑如漆。大有奇效，与众方不同。

用倍子四两，磨成粉，入锅内炒至焦黑有烟起，将细茶膏半碗，入内炒干，用新毛青布包起听用。每炒过倍末一钱，加铜青三分，食盐一分，白面三分，青矾一分半，白矾三分。

上为细末，先将茶水洗净髦须，用烧酒调搽，片时漆黑，一月才脱，又搽。

秘传神效十灰膏

专治瘰疬瘿瘤，黑痣，痔瘘，痈疽背发，毒疮。要去者，此烂药之第一也。

桐柴一斤　椳柴一斤　桑柴一斤　豆槁一斤　荞麦槁一斤　敷盐柴一斤　芝麻梗一斤　黄荆柴一斤　死笋竹一斤

上件俱不用叶，俱用柴身烧过。待火子成灰，然后将马蓼五斤，煎水一桶，去滓，将前十灰淋出潇来，又将潇水打入灰内，又淋下来。如此十余度，无非只要潇出尽为度，再取此潇水入锅，入煎成膏样，干至三碗，即入矿灰二三两入内，看膏多少用灰。下灰之时，即要去火，扰匀收贮瓷罐内。要紧紧托，不可走气，不然不中久用。又不可大胀满了，恐引水上升。此亦是法。下灰入膏，不可太竭了，要如沙糖样；又不可太清了。

用时将津液调搽患处即烂，不可搽好肉。又可点痣，即要点些在痣上，即时红肿疼痛。再加药点上二三次，痣即去矣。此膏大能医痔，去毒肉，去瘿瘤，大有神效。此药外科之领也，不可轻传，切宜慎之。

大便不通领方

用食盐炒干为细末，每用二钱，将竹筒修光乘住，用麻油搽谷道，将竹筒插入二三寸，用气吹，其便即至。绝妙无比。

小便不通领方

炒盐熨脐即通。倘或转胞，用油竹叶卷成筒，入马口①，用气一吹，其便即通。

咳嗽领方

柴胡七分　粟壳一钱　麻黄七分　桑白皮七分　没药五分　甘草三分　陈皮五分　黄芪五分　川芎三分　桔梗五分　木香□分

白水煎服。

牙痛仙方

麻黄　黄连各一钱　丹皮一钱　生地五分　升麻一钱　当归一钱　石膏一钱半　细辛三分　白芷五分　芍药一钱　荆芥七分

白水煎服。云泉家传奇方。

家传治风症捷法

不问男、妇、小儿诸般风症，左瘫右痪，不能动履，日夜疼痛不止。先令患者于无风处刮擦，次将地下挖一窖，如人样长，深二尺许。先用桑柴于土窖内炼热，次将竹箦②一片，放

---

① 马口：方言，指尿道口。

② 箦（zhì 至）：一种粗竹席。《集韵》："箦，竹席。"

窖上，令病人穿衣睡卧簈子上，随用烧酒及狗肉汁及小便倾入热窖内，将病人熏蒸发散出汗，然后缓缓扶起，无风处坐卧。熏时周围用蒿荐[1]围定，上用棉被盖之，即有汗。间服续命汤、追风丸[2]、乌虎丸、乳香寻痛丹，遇疼痛处，即将雷火神针针之，此为捷法。后用浸酒收功。或用大小薄口竹筒吸出毒气，效甚，效甚。

浸酒方[3]

当归　川芎　白芷　防风　荆芥　羌活　独活　金银花　牛膝　杜仲　石楠藤　蒺藜　连翘　苍术　麻黄　川乌　草乌各制　桂枝　干姜

热加黄连、黄芩各等分

上为散，用生姜一大块，生地黄根叶十余头，浸酒服。

一笑丹

专治妇人产后胎衣不下，胞中积血，肚腹膨胀，胸高气促，腹中疼痛闷乱者，服之神效。

黑附子五钱，煨，去皮脐　牡丹皮　干漆炒净烟，各一两　大黄一两

用酽醋一大瓯，熬大黄成膏，和药为丸，如梧实大。每服七丸，温酒送下。

活命丹

治产后瘀血冲心，肚腹疼痛将死，用此药服之即愈。

---

① 蒿荐：用麦秸或其他蒿草制作的席子。明·殷奎《关外纪行四十韵》："夜户伐棘遮，寒毡抱蒿荐。"

② 追风丸：此方同卷三"上上追风丸"。

③ 浸酒方：此方同卷三"浸酒方"。

用五灵脂、蒲黄各二钱，先用酽醋半杯熬膏，用水盏煎至七分，食前热服，即日取效。

剪红丹

专治妇人血崩不止，神效。

用木耳菰半斤，炒黑见烟，为末　又用男子头发烧灰，另包

每服木耳菰末二钱一分，头发末三分，共二钱四分，用旧酒调服，神效无比。

止白散

专治妇人白带，身体憔悴，颜色焦枯，服之神效。

用硫黄一味，为极细末，每用五分，入鸡蛋内用火煨熟，每早空心服一枚，不过十日，立见功效。

秘传神祐丸

治男、妇诸水肿，中满腹胀，喘嗽淋闷，不问冷热，肠垢久不生，多病久症不已，黄瘦困倦，血气壅滞，不得宣通；或风热燥郁，肢体麻痹，走注疼肿，男、妇三十六种风，七十二般气，小儿惊疳痢积，百病可通者，悉皆神效。惟孕妇忌之。

沉香五分　木香五分　皂角五分　青矾五分　巴豆肉四钱，取霜　乳香七分　没药五分　葶苈五分

用枣子八个，取肉为丸，如绿豆大。每服一钱，姜汤下，通五七次。小儿半分，又小者三厘，夜间冷茶送下。又名北枣丸。气痛腹痛，食积痰饮，膨胀肿满，悉皆神效。

绝妙春方

以蟾酥、麝香、鸦片、母丁香各三分，以官桂四两，用水二钟，煎成膏汁为丸，如绿豆大，一次一丸。临用时吐津液附龟头上，经宿不泄。要解，食枣子一枚，即过。

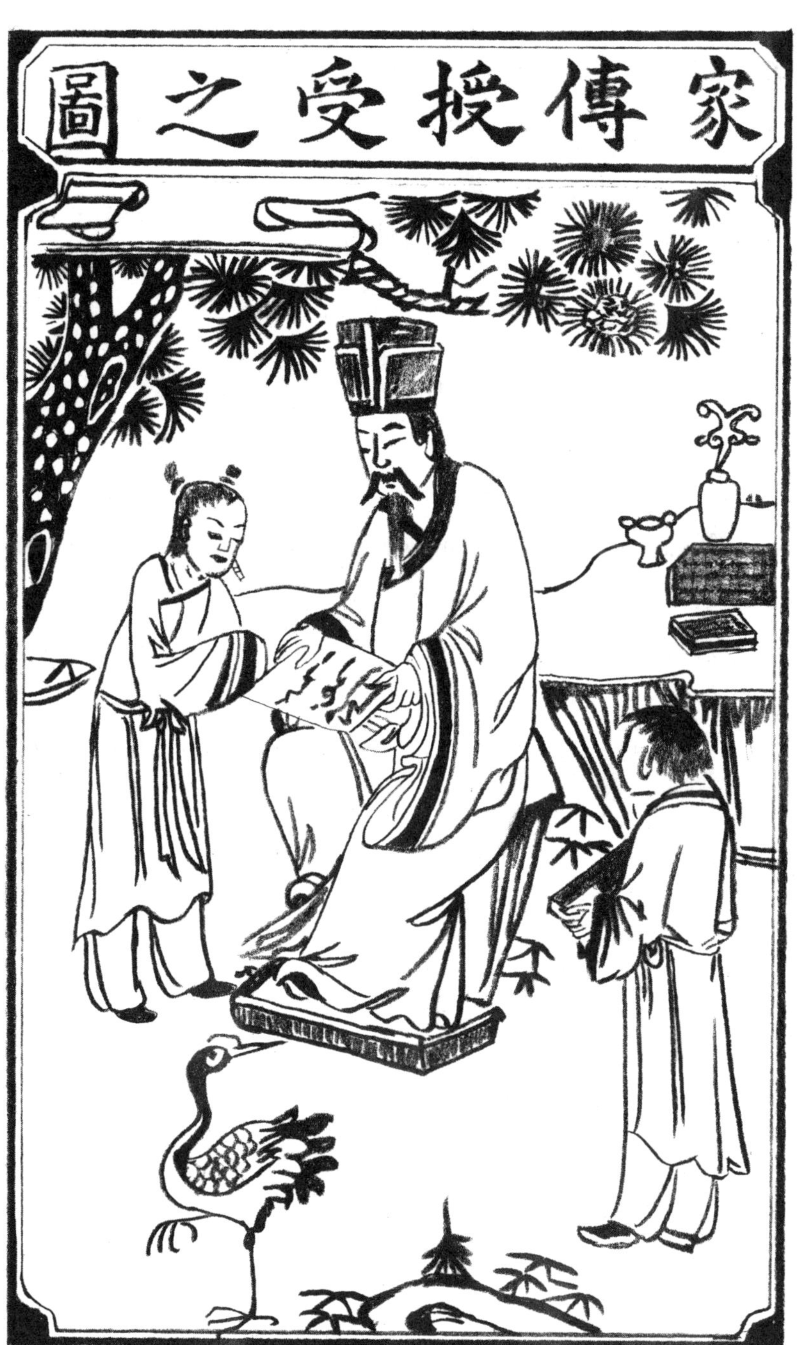
家傳授受之圖

卷之三

经验仙方

仙传甘露散

专治时行瘟疫盛炽，头疼眼红，潮烦作渴，发狂闷乱及六脉洪大奔走，或呕吐鲜血，神效。如奔①豚胁逐寒邪者及六脉微细者不治，要用桂苓汤调理脾胃。

天庭盖一两，火煅至白，用水飞过　甘草一两，生　薄荷一两　雄黄三钱　朱砂五钱　滑石水飞过，四两　石膏二两　寒水石三黄汤焯②过，二两　川芎五钱　防风五钱　荆芥五钱　青竹蛇二条，不拘大小，火焙，切去头尾，取末四两　麝香半分

上为细末，每服一钱，以新汲井花水擂生茶一盏，入百沸汤一盏调服，立效。又可治颠。此方切不可乱传。

黑虎丸

专治妇人九种心气，百虫攒心，血气疼痛者，神效。

以干漆不拘多少，炒净烟，为细末，用姜酒浸一宿，为丸如雀蛋大。每服一丸，以热酒刺服，立愈。又可催生。

白银丸

专治男、妇诸般心腹疼痛，诸气奔郁，神效。

樟脑五钱　荞麦粉七钱半

---

① 奔：原作“膹”，据文义改。

② 焯：原作“熌”，据文义改。

上二味共为细末，糯米糊为丸，银箔为衣，如梧实大。每服十九丸，姜汤送下。此药每要罂罐收贮，切不可走气。敬之，敬之。

平道散

专治大人、小儿诸般霍乱吐泻不止者，神效。

以凤凰蜕不拘多少，去硬壳，灯上存性。

上为细末，每服三分，姜酒送下，神效无比。

禁泉散

专治男妇单呕不止者，神效。云泉秘方。

以青榄核存性为末，每服一钱，姜汤送下。

定风汤

专治男、妇喘气吼哮，日夜不眠，服五拗汤不效者，神验。

寒水石二钱，生　母丁香七个　淡竹叶一握　细茶一钱

上为散，白水煎服，即愈。

又方

麻黄　杏仁　甘草　细茶

煎服。

四虎丹

专治痈疽背发，无名风肿未破者。神效。

南星　半夏　草乌　狼毒俱生用，取新者最佳，各等分，□制法

上为细末，每用一字，酽醋调开敷上，留顶出气。已破不可敷。

还生丹

专治妇人产后恶露冲心，喘急，孤阴绝阳者。神效。

苏木一两　人参五钱

白水煎服。三帖立效。神速。

消风散

专治偏正头风，神效无比。

苍术　陈皮　厚朴　甘草依制法，各等分　茵陈三倍参入

上五味共为散，白水煎服。神效。

遏泉散

专治遗精白浊，玉户不闭，累月不愈者，神效。

白蒺藜三钱，炒去刺　小茴香三钱，盐炒香熟　青盐二钱，火飞①过

三味共为细末，每早称过六分，入不落水猪腰子内，用纸卷煨熟。每早空心服，甚者不过十朝，即愈。

金液散

专治白浊，小便疼痛初发者。小肠有热，神效。

但取牛刮浪根取皮，一两　海金沙五钱

二味俱为细末，每服一钱。无灰酒空心送下，即愈。

灵砂感应丸

专治久年哮吼，喘急咳嗽。神效。此方系出云泉心法。

先春茶芽一两　桑白皮取粉，一两　薄荷叶一两半　白附子一两　大半夏一两，芒硝、皂角水浸一日，后入姜□□□□□　牛胆南星一两　真②

---

① 火飞：又称“煅”或“炒”。中药炮制的方法之一。

② 真：此下一页乃衍，据目录应有“神效补脬饮”“玉液金露散”“一扫光”三方。

凤凰散

专治男、妇疳疮阴蚀，肿胀疼痛，神效。

辰砂一钱　硼砂一钱　黄柏末，五分　破网巾灰三分　冰片三分　乌金纸三分　儿茶四分　轻粉五分　凤凰蜕去硬壳，五分，焙干　白蜡一分　桃树上虫存性，三分　枯木上红菰子五分，存性

有水干搀，无水麻油调搽。

飞步散

专治男、妇左瘫右痪，半边不遂，身体疼痛者，神效。

羌活　独活　川牛膝　益母草　青藤即寻风藤，两头穿者　木瓜　杜仲　苍术　防风　荆芥　桔梗　桂枝　麻黄　厚朴　石膏　金银花　陈皮　甘草　楠藤　川芎　山奈　白芷　五加皮

上为散，姜三片，葱白煎，热服。

风消散

专治男、妇诸般气、膨①大如球者，神效。

海马五对，火煅醋碎　海蛤②五钱，同上　海带五钱　海布五钱　海藻五钱　海燕五对，火煅醋碎　海硝五钱　海桐皮五钱

上为细末，临眠仰卧，将一分噙化，七日取效。忌生、冷、盐、茶。

白银饼子

专治男、妇远年近日臁疮裙襖等发，皆神效。

用松香一两，川椒一两，葱白一两煎水，将松香放内溶化，随疮大小捻作饼子，二边用真轻粉掺过，贴上疮上。对昼定转，

① 膨：原作“影”，据文义改。

② 海蛤：原作“海合”，据文义改。

这边又贴，仍用花椒、葱白汤洗，洗即平复。江惕吾方。

又方

治症如前，用诸药不效者，神验。

单用陀僧，磨麻油刷上疮上，即日取效。

千金丸

专治男、妇脚气，彻骨疼痛，不能动履。三服见效。

草乌热水泡，入豆心中煮　白芍　威灵仙各酒炒　细辛　没药　木鳖子纸包打去油，各等分

上为末，早米糊为丸，梧实大。每服七丸至十丸，食后临眠，木瓜、槟榔汤下，或酒下。觉身子麻痹，即是效也。

开关散

专治男、妇、小儿中风不语，牙关紧闭，不省人事，神效。

牙皂　北细辛　熊胆各等分

为细末，吹入鼻中，即打嚏、吐痰、泪出。急用栀子、淡豆豉、南星、防风煎服。或吐即解，再进一粒搜痰丹。如吹药入不打嚏，不可治之疾也。

搜痰丹

川姜黄　滑石　锦大黄　白附子各一钱　莪术五分　槟榔五分　粉草一钱

上为细末，将熊胆擂水调灌，即省人事。大便利，痰疾解，无忧也。

家传牡丹汤

专治男、妇肠痈，小腹肿硬，按之即痛。小便如淋，时时发热，自汗恶寒。其脉迟紧，此脓未成，可以下之，当有脓血。

脉洪数者，此脓血已成，切不可下。慎之，慎之。

木香　牡丹皮　败酱即苦蓝菜也　甜瓜子　赤芍　桃仁以上各二钱　芒硝五钱　川大黄五钱　瓜蒌仁一钱

一方无甜瓜子、赤茯苓。

上为散，作一贴，白水煎服，三日取效。

薏苡仁汤

治肠痈，腹中刺痛，烦闷不安，膨胀不食，小便涩痛。妇人产后虚热，多有此疾。纵非痈癖，但疑似间亦可服。

薏苡仁　瓜蒌仁各三钱　牡丹皮　桃仁各一钱　小茴一钱

上作一服。水一杯，煎至一杯①，不拘时服。

神仙蜡矾丸

治肠痈内托，神妙。此药老少皆可服之，无不取效。疼痛即止，不动脏腑，又妙。止月家泄泻如神。

黄蜡半两，要黄色者；一方用七钱　明净白矾枯过，一两　五倍子五钱，生

上溶化黄蜡和矾，和为丸，如梧实大。每服二十丸至三十丸，食远温白汤送下。

牛黄散

治肠痈有脓已成毒者，六脉洪数者，效。

血竭五分　大黄　牙硝　牛蒡子　破故纸　雄黄各等分

上为细末，温酒调服，以利下脓血为度。

《千金》论云：肠痈、胃脘痈，卒得肠痈而不晓其病候，愚医治之，错则杀人。肠痈之为病，小腹肿而强按之则痛，小便

① 水一杯煎至一杯：疑有误。前者当多于后者。

涩如淋滴，时有汗出，或恶寒。其身皮甲耸然，腹皮紧大如肿。其脉数小者，有脓也；脉迟紧者，未有脓也。甚者腹大，转侧不得；或绕脐生疮，或绕脐中出脓，或大便如脓血。故治之以大黄牡丹皮之类，选如用之。或外以灸法，此肠痈之症，盖可知也。

又云：其肠痈形状，两耳轮文理甲错，初患腹中疼痛，或绕脐痛，有疮如粟米。皮中烦热，或便脓血，似赤白痢者不治，必死也。

胃脘痈者，何以别之？《内经》云：人病胃脘痈者，诊当何如？当脉见沉细。沉细者气逆，逆者人迎反盛，则热聚于胃口而不行，故知胃脘为痈也。诸书少论此病，惟孙真人言此。后学以此论，乃知胃热为邪。治之初以疏利为先，次以消毒、托里、退胃热，此良法。不识病者，误人不浅。可不慎之？

大调经散

专治妇人产后恶露未尽而浊气凝滞，以致阴阳相乘，憎寒壮热，或经血不调，胀满气疼，小腹疼痛。神效。

琥珀真者自能吸草，用三钱　茯神去木　黑豆炒去皮，各一两

上为末，每服三钱或二钱，浓煎乌豆苏汤送下。

风病仙方

治久年痰核、风气等病，悉皆神效。

漏芦要如大防风者佳，一两　防风二两　连翘一两　金银花一两，净　桔梗一两　玄参一两　黄芩　天花粉一两

上为散，加土茯苓煎，食后服。临服时，入酒一小杯于内，使药更行。

治梅疮烂毒妙灵丹升灯法

白矾一两七钱，细研为末，用雄猪肉瘦者，四两，去皮及煎脱碎骨，

肥油切作米大，用砂锅炆为赤色，取出入阳城罐内封固，用三方一鼎火打三炷香为度，用文武火取出灵药，作成丸子，用飞过乳香、没药各五分，雄黄一分，灵药一盏，俱为细末，枣肉为丸，如绿豆大。每服四丸起，至九丸止，肉汤送下三转，共十二丸止，看症加减服。刻日取效，神应无比。

头痛顶方

南星　半夏　白附　白芷　川芎　防风　川乌

姜三片，煎水服。立效。

简易截疟仙方

用独头蒜一个，擂烂，入筛过细嫩百草霜，和合为丸，如铜钱眼大。每遇疟疾发时，先将一丸安在男左女右脉门上，用铜钱圈在药丸上。铜钱要字向上。用小蚌蛤盖在铜钱上，用绢帕缚住即止。又用一丸，未发先一时，能饮者姜酒下，不能饮者姜汤下。先寒者热服，先热者温温服。百发百中，不拘男、妇、小儿、产后、胎前，皆可服。

又方

用国丹①炒过，水飞，用蒜为丸，如前法。亦妙。

又方

丁香九枚　乌梅三个　常山三钱　槟榔一个　甘草三钱　草果一个

用生酒浸，煎半熟，露一宿，次早去滓，温服。此又可留医他人。原传只浸一宿，不煎。

---

① 国丹：即铅丹。亦称“虢丹”，言其产地丹。

秘传药线方

能治瘰疬瘿瘤及破烂者，皆效。

白丁香一钱半　乳香二钱　没药三钱半　轻粉二钱半　白砒三钱，另研　白矾六钱，细研

先将铜铫放信在下，矾放上，用火焙煅，待烟尽为度。入前药，一同为细末，以饭为丸，如簪脚样。用三棱针针毒，破上插入药线，一日一换。后用生肌散生肌。

治天白蚁

此症方书俱不载，症亦少人识得。此疾是咽喉内生疮，鼻子孔内俱烂，多有人不能医。此疾若作喉风医治，多误事。此方妙不可言，不可轻视。

枯矾一钱　白霜梅存性，一个　雄黄五分　穿山甲炒，五分

共为细末，吹入喉中即效。云泉公家传方。绝妙。

治小儿疳积

肚大眼肿，小便如泔，大便滑泄，骨瘦如柴者，神效。盱江王右屏方。

用夏月将布撩放厕缸内，捞取蛆虫，不拘多寡，用麻布袋袋之，放于长流水内，浸过三两日，以洁净为度。将蛆虫入新瓦上慢慢焙干，为细末，用陈老米打粉，炒之令赤，与蛆虫加减为末。用炒糖调粉成剂，作小小饼子。令小儿不时频服，神效无比，不过二三两即效。

又方

胡连二钱　牛胆南星三钱　龙胆草七钱　芦荟三钱　薄荷五钱　天竺黄五钱

共为末，炼蜜为丸如绿豆大。十五丸，薄荷煎汤下。

冬青膏

治远年近日臁疮，诸般恶毒，悉皆神效。

轻粉五分　乳香一钱　没药一钱　五倍子大者一个，去内虫，入生白矾一钱在倍子内，一起用火枯过

共为细末，入黄蜡二钱，后用清油半盏、醋半盏，将药末、黄蜡一同入罐子内，将冬青叶一同煎干为度，将冬青叶包起。遇有恶疮，用一叶贴上扎定，五日一换，神效。

神效托里散

专治痈疽背发等等，悉皆神效。

忍冬青去梗　黄芪去头　当归各一两二钱　甘草炙，八钱　雄黄一钱

上为细末，每服二钱，酒一钟半，煎至一钟。病在上，食后服；病在下，食前服。少顷再进二服。已成即溃，未成即消。神效。

神效回生丹

治跌扑打伤，遍身伤重，五内吐血、下血，或瘀在腹，胀满疼痛而急，气短危急之症。神效无比。

当归一两　川大黄一两，蒸　春苎麻一两，存性　孩儿骨一两，存性，要初生男者佳　桃仁一两

共为细末，每服二钱，温酒送下，不拘时。

秘传瘰疬仙方

斑蝥三个，用糯米百余粒，同炒黄色，去米不用，将斑蝥去①头足翅不用，只取全身入药　荆芥三分半　僵蚕三分　黑牵牛三分半

① 去：原作“走”，据文义改。

上四味，共为细末收贮。夜时一更服滑石末一钱，二更又服滑石末一钱，三更又服滑石末一钱，用清米饮送下。次早五更鸡鸣时，用好酒一杯，调前药末一次服，令病人睡，不许见风。候至早饭后，或小便内有毒物下，乃药之效也。病人上午方可进粥，戒吃硬物、荤腥、生冷等件。倘服药后小便疼痛，以益元散服之。

丸药方

蓖麻子一两　夏枯草一两　金银花一两　青皮五钱　赤芍五钱　黑牵牛五钱　牛蒡子五钱　玄胡子五钱　龙胆草五钱　海带　海藻　昆布　海粉各五钱

共为细末，面糊为丸，如梧实大。饭后清米饮送下，量病虚实用之。已破者不用吃。

膏药方

皆医瘰疬之用。

蓖麻子二两　巴豆三两　大黄三两

用麻油煎，滤去滓，用黄丹收成膏，贴上患处。贴至日久，疮破者自收口，未破者核自消。

又妙方

吃药。已破、未破俱可用。

秦归①一钱　防风一钱　羌活一钱　独活一钱　白及　白敛各五分　贝母一钱　南星八分　金银花一钱　皂角刺炒，一钱　广胶一钱　夏枯草二钱　小柴胡一钱　海石一钱　蜘蛛一个，另用，打死，临时吃药时，将蜘蛛摆在药内吃，莫令病者见之

---

① 秦归：即“当归”。

连服二十帖即愈，已破者不用丸药，丸药是前丸药，不是后丸药。

又方

未破者，用此药收口消痰，远年不发。

斑蝥一钱，去头足翅，将糯米百粒同炒赤，去米不用　陀僧五钱　麝香三分　槟榔五分　白术五钱　木香三钱　海粉五钱　黑牵牛末二钱　白牵牛末二钱　郁李仁取肉，五钱

上为细末，早米打糊为丸，如梧实大。临服时将木香、甘草节二味，煎汤送下一钱，体旺者加二分，体弱者服一钱。忌鸡、鱼、牛、羊、犬、彘等肉不可食。此药一日一服。

头痛顶方

属热者最效。

柴胡　黄芩　防风　羌活　黄连　川芎　白芷　甘草　石膏　细茶

白水煎，食后服。

寒头痛顶方

麻黄三分　川芎三分　山柰三分　藁本六分　白芷三分　连翘一分　香附八分　细辛五分

或水、或酒煎服，神效。

牙痛顶方

枣子一枚，将白砒一分放在枣子肉内，外用黄泥封固，火炼存性为末，加冰片二厘，蟾酥二厘，分作十次用。不分老少，搽一次即愈。余将瓦罐收贮听用。

合口仙方

治远年近日诸般恶疮不能收口者，绝妙。

儿茶二钱　白及一钱　冰片一分　北石脂火煅，乳汁淬，八分　螵蛸二分　老人牙齿二个，存性　蚕茧一钱，存性

上为细末，捲在患处，三五日即合口矣。

又方

于疮随大小，用陈艾灸五七壮，成火疮即好。

秘传乳香应痛丸

治三十六种风，七十二种气，筋骨疼痛，不能动止者，神效。

龙骨酒浸一宿，焙干，研粉，四两半　蜈蚣六条，去头尾足，以薄荷叶包煨　虎骨酥炙焦，六两，要胫骨及头骨　赤小豆生用，四两　白僵蚕四两，炒　草乌泡去皮，十二两　胶香　天麻去芦，洗　川牛膝去芦，酒浸　当归各三两，酒浸　全蝎去头足，七十个　乳香　没药各一两　木鳖子七十二个，去油　地龙一两　五灵脂二两，炒　麝香一钱　京墨一两，存性

上为细末，醋煮米糊为丸，如梧实大。每服十五六丸。温酒送下，或冷茶吞下。临眠服，忌一切毒物。人体衰弱，只宜服五丸至八丸止。服后遍身麻木是效。

秘传下私胎方

当归一钱半　川芎一钱　芍药一钱　牡丹皮一钱　红花一钱　苏木一钱　土牛膝五钱　桃仁四十个　枳壳一钱

用水碗半[①]煎至一碗。加好酒半碗，略煎服。要空服，三服即下，又可催生。

---

① 碗半：原作“半碗”，据文义乙正。

下死胎

用鱼胶三钱，炒成灰，用好酒调下即来。

久咳化痰丸

白附子三钱　南星四钱　半夏五钱，二味用生茶、白矾、皂角同炆熟　牛黄五分　钟乳粉三钱　白砒一个，白矾二钱，二味各研，用铁勺一个，砒放勺内，上用白矾末盖住，按实火上炼过，无烟为度，姜汁面糊

上为丸，如绿豆大。每服十一二丸。小儿五七丸，清茶临眠服，神效。

鹅掌风

银朱　雄黄　水银

三味各等分，同研细，用桐油调搽，用牛粪烧烟熏干，不过三次即愈。

返本丸

治男、妇五痨七伤，肾气虚惫，精神耗减，行步艰难，饮食无味。又治诸般痔瘘恶疮、诸风等症，悉皆神效。

人参　黄芪各一两半　附子炮　川椒去目，炒　苁蓉酒洗，各四两　白茯苓二两　甘草一两　白术一两　菟丝子[1]酒浸，炆烂作饼，焙干，二两　覆盆子　南星姜制　防风　白附子各二两　何首乌　牛膝酒浸，各三两　狗脊去毛　赤小豆　骨碎补去毛　乌药　羌活各二两　萆薢　木鳖子去油　地龙去土，各二两　苍术四两　陈皮四两

上为细末，酒打面糊为丸，如梧实大。每服三四十丸，空心温酒吞下，每日二次。

---

① 菟丝子：其后衍“二”字，删。

大圣一粒丹

治男、妇中风不语，左瘫右痪，手足瘾疭，口眼㖞斜，诸风悉能治之，不能尽述。

大黑附子泡去皮尖　大川乌泡去皮尖　白附子泡去皮尖，各二两　白蒺藜炒，去刺　白僵蚕炒　五灵脂各一两，炒　没药　白矾枯，各五钱　朱砂五钱　麝香二钱　京墨一两　金箔二百片，为衣

上前六味同为细末，后四味研烂合和，用井花水一盏，研墨尽为度。将墨汁搜和杵臼内，捣五百余下，如弹子大，金箔为衣。每服一丸，食后、临眠用生姜自然汁磨化，同热酒调服。再以热酒随意多少饮之。就无风处卧，衣被盖之，取汗即瘥。病轻者，每丸分作二服。忌食发风毒之物。

治大麻风神效

又名大癞风。

大雄黄　牙皂炙，各一钱　川槿皮三钱　麝香一钱　轻□一钱　川木鳖三钱　章水三钱　黄柏五钱　大枫子肉，五钱　硫黄三钱　花椒一钱半

上为细末，用好酒送下一分，每日服二次。

治瘰疬疖毒未破者

服之神效。

穿山甲五钱，炒　归尾三钱　牛皮胶一钱，炒　大黄五钱　僵蚕三钱　麝香一分半　皂刺三钱，炒

共为细末，每服三钱，好酒送下。

治双鹅风

土红牛膝要赤如珠者，擂细姜汁，二味和，吹入喉中取痰。百会上用三棱针连针数下，出血即好。

又方

瓜蒂　细辛　麝香　熊胆　雄黄各等分

用乳汁调，滴入鼻中，即吐痰。

治赤眼肿痛

吹药。男、妇皆效。

水银一钱半　黑铅一钱　硼砂五钱　乳香　没药各五分

共为细末，将一字吹入鼻中即好。

仙传拈痛散

治男、妇风气遍身及手足疼痛者，神效。

川乌五钱　草乌五钱　苍术一两　天麻五钱　全蝎五钱　麝香三分　孩儿骨五分

共为细末，每服二分半。好酒送下，被盖取汗。

下肠头妙方

甘石煅过，五钱　没药一钱　乳香一钱　雄黄二钱　朱砂一钱

共为丸。放一枚于肠内，即不下。

又方

肠头周围用三棱针针，已下破血即消，永不出矣。

蛊肿仙方

治男、妇诸般蛊胀肿满，神效。

木香一钱半　沉香五分　枳壳二钱　槟榔二钱　黑白牵牛末三钱　大黄末三钱

共为细末，米糊为丸，分作二服，每日早空心一服，姜汤送下。

治梅疮方

何首乌　连翘　白鲜皮　威灵仙　当归　苍术　槐花　乌豆　甘草　蒲公英　独活　羌活　皂荚子　防风　金银花　土茯苓多用

上为散，姜二片，水二钟，煎至八分，不拘时温服。

治轻粉毒方

肿块结包，筋骨疼痛，身作寒热，或烂臭脓血不干。

小甘草一两　川乌八钱一个，姜汁调面裹煨　连翘一两，去心　桔梗一两　黄芪一两，蜜水炒　羌活八钱①　白蒺藜二两，炒，去刺　天花粉一两　大半夏制，二两　牛膝一两半　生地酒洗，二两　何首乌三两　当归酒洗，一两　山楂子去核，一两　枳壳一两　杜仲一两　破故纸一两　乳香八钱　没药八钱　独活一两半

上用铅、锡炒化，泡水，用山药六两，研细为糊，打丸如梧子大，每服一百丸。忌各色血，不可食。间服后煎药。

煎药方

防风　荆芥　苍术　人参　黄芪　皂刺　当归　生地　牛膝　苍耳子　连翘　苡仁　天粉　甘草　枳壳　桔梗　金银花　白术　杜仲　何首乌

上为散，姜三片，葱三根，煎至八分，不拘时服。

红肉散

敛疮口，生肌止痛，去恶水。不问远年近日、疮口深浅，并皆治之。

寒水石火煅赤，水飞过，一两　黄丹炒，飞过，五钱

---

①　钱：其后原文有脱字。

上为细末，干搀疮口上，外用万金膏贴之。每日一次，再上，神效。

急风散

治新久诸疮，破伤风，项强背直，腰为反折，口噤不语，手足掣抽，眼目上视，喉中沸声及小儿惊风瘈瘲，悉皆神效。

丹砂一两　草乌头三两，一半生，一半火烧存性，放于米醋内浸冷听用　麝香一钱，另研　生乌豆用草乌一处为末，各一两　天竺黄一钱　乳粉三钱

上为细末。破伤风，以酒一壶调下。小儿惊风，木香汤下。

大便不通顶方①

用食盐炒干为细末，每用二钱，将竹筒修光乘住，用麻油搽谷道，将竹筒插入二三寸，用气一吹，其便即至。绝妙无比。继周每取效来。

小便不通②

炒盐熨脐即通。倘或转胞，用油竹叶卷成筒，入马口，用气一吹，即至。

咳嗽顶方

柴胡七分　粟壳一钱　麻黄七分　桑白皮七分　没药五分　甘草三分　陈皮五分　黄芪五分　川芎三分　桔梗五分　木香三分

白水煎服。

牙痛仙方

麻黄　黄连各一钱　丹皮一钱　生地五分　升麻一钱　当归一

① 大便不通顶方：同卷二“大便不通顶方”。

② 小便不通：同卷二“小便不通”。

钱　石膏一钱半　细辛三分　白芷五分　芍药一钱　荆芥七分

白水煎服。

剃头不用金刀

风化灰三钱　石黄一钱半　樟脑一分半

共为细末，水调成膏，搽上一伏时，用竹刀刮之即下。

治痔漏枯药

蟾酥一钱　白砒五钱　白矾八钱，同砒存性　朱砂五钱　没药五钱　乳香一钱　冰片五分　轻粉五钱　硼砂五钱　雄黄五钱

上为细末，津液调开，敷上痔头，一日三次，换去旧药。三五日即枯硬。作法于前，此特一枯药耳。

沉香降气丸

治诸气集聚顶方。

沉香三钱　木香一钱　三棱二钱　莪术二钱　甘松二钱　山柰二钱　大黄五钱　槟榔二钱　滑石二钱　巴豆仁泡，七分

上为细末，滴水为丸，如梧实大。每服五七丸，随病各汤引，活变临时。

黑须方

水银二分半　白矾生，二分，共研　银朱二分半　蛤粉五分，共研　水粉一钱二分　樟脑二分

上六味共研为末，碱水调搽须上，立黑。

拔毒丹

治诸般无名肿毒疼痛，作寒作热，背发痈疽，悉皆神效。

乳香一钱　没药一钱　僵蚕一钱　雄黄七分　当归一钱　穿山甲一钱半，炒　白芷梢一钱　土木鳖一钱　轻粉五分　大黄八钱　蜈

蚣二条

上为细末，鸡鸣时用酒送下一钱，少停又进一钱。通去毒物，尤效。

又方

乳香八分　没药八分　轻粉二分　雄黄三分　金银花五分　黄芪六分　麝香三分　穿山甲五分　当归八分　陈皮七分　甘草三分　大黄三钱　木鳖子五分

上为散，半水半酒煎。五更时空心服，服之三帖而疾愈矣。

内府秘传瘰疬仙方

白砒一钱，黄泥裹煨　雄黄二钱　乳香一钱　没药二钱　鹅管石一钱　磁石五分，火煅，醋淬　梧桐泪一钱　枯矾八分　硇砂一钱，炒过　斑蝥五分，糯米炒去头足　石黄五分　陀僧五分　巴豆一钱，去壳　和尚草一钱

用草麻子去壳，另研成膏，贴在瘰上，间服末[1]药收功。神效。

末药方

乳香　没药各五钱　白芷　穿山甲　天花粉　大黄各四钱　归尾　僵蚕　贝母　漏芦各五钱

上为细末，每服二钱，好酒送下。

煎药方

甘草　白芷　昆布　海藻　夏枯草　羌活　桔梗　白芍　防风　连翘　归尾　贝母

白水煎，不拘时服。

---

① 末：原作“未”，形近而误。据下方“末药方”改。

治梅疮轻粉结毒仙方

水银三钱　淮盐三钱　火硝三钱　青矾三钱　白矾生，三钱

共为细末，入罐封固，升打三炷香，早米为丸，如粟米大。每服五丸，鲜鱼汤下。空心服至七丸止，即愈。立见效。

治腰疼膝痛脚疼肿

悉皆神效。

白胶香□两　京墨□两，存性　虎骨一两，醋炙　乳香二钱半　没药二钱半　地龙一两，去土　灵脂一两，炒　草乌一两，炒用葱汁　麝香二分　土木鳖一两，去油　当归五钱

上为细末，面糊为丸，如杏核大。每服一丸，好酒磨服。神应，神应。

一扫光

治各色干疮有虫者，神效。

大枫子七钱　枯矾三钱　蒺藜　花椒各一钱　倍子一钱，内入白矾同枯　硫黄一钱　信一钱　雄黄一钱　青矾二钱，生　水银一钱

上为细末，搽上即止痒住痛。干疮用木油调搽，神效。

上上追风丸

乌虎丸　乳香寻痛丹

遇疼痛处，即将雷火神针射之，此为捷法。后用浸酒收功，或用大小薄口竹筒吸出毒气，效甚。

浸酒方

当归　川芎　白芷　防风　荆芥　羌活　独活　金银花　牛膝　杜仲　石楠藤　蒺藜　连翘　苍术　麻黄　川乌　草乌各制法　桂枝　干姜

热加黄连、黄芩各等分

上为散，用生姜一大块，生地黄根叶十余头，浸酒服。

治肠风下血仙方

枳壳　白芷　荆芥　当归　升麻　陈皮　甘草　赤芍　茅根　椿树根

白水煎服。

又方

用棉花子存性，三两　槐角一两

上为末，每服三钱，空心韭菜汤下。

又肠风下血仙方

地榆一两　荆芥一两　车前子一两　蔓荆子六两　陈皮一两　当归一两　猬皮一两　甘草三钱　火麻子一两　郁李仁一两半　枳壳一两　独活一两

共为细末，盐汤空心送下一钱，其血即止。

神效呼吸丸

治无名肿毒。

雄黄五分　滑石三分　水银五分　锡三分　银朱五分　朱砂五分　泽兰叶三分

上为细末，好枣子六个，作六丸吸之。用甘草煎汤漱。

秘传治杨梅疮方

土茯苓八钱　防风二钱　南星三钱　白芷二钱　金银花　连翘　皂刺炒　木通各一钱　牙硝生，三分

白水煎，频频服。

又方

大黄三两　槐花七钱　全蝎五钱　蜈蚣三条，炙过　僵蚕七钱　穿山甲六钱，炒

共为细末，每用炼蜜为丸，好酒送下①。

拔毒膏

治男、妇远年近日臁疮久不愈者，神效。

黑铅一两，皮硝一两，同炒，铅成粉后，用桐油煎陀僧，油纸做隔纸膏，贴上，紧扎，即愈。新疮不可扎，扎之愈烂。久疮宜扎，扎之即愈。

化痰丹

治哮吼咳嗽。

白砒二钱，矾制　白矾三钱，共制　雄黄二钱

上为细末，淡豆豉蒸烂为丸，如绿豆大。每服五六丸，小儿三丸，冷茶送下。

治疟疾初起

神效。

柴胡　羌活　茯苓　黄芩　猪苓　泽泻　草果　甘草　苍术　陈皮　青皮　半夏　香附

上为散，姜三片，苏叶煎，不拘时服。不问新久，皆悉神效。

又方

恒山多　知母　白芷　槟榔　陈皮　甘草　香附

---

① 下：此下缺一页，据原目录应有“又照药”“水串方”“火串方”“种子仙方”“追风丹　治骨节风痛”五方。

上为散，白水煎。未发先一时服，立效。

取内痔下肠方

乌甲散能取内痔，干姜枯矾煅磁石。

山甲川乌各一钱，硼砂为末七分是。

每将葱蒜汁调敷，更加蜂蜜成妙剂。

内有口传未录，在人临时活变，手法如前。

取内痔方

白砒一两　白矾三两

共研为末，放在铁勺内慢火煎至烟起，入乳香末五钱，再煎烟尽，加熊胆一钱，熬溶取起，放在火上烧红。下雄黄三钱，轻粉三钱，硼砂一钱半，共为细末，津液调搽痔上，一日三换，即烂下来。此特记一单方于此，有妙法在上集。

钓肠丸

治男、妇久痔，气虚脱肛。神效。

升麻一两　枯矾一两　五倍子焙，一两　当归一两　茯苓一两　黄芩一两，炒　荆芥一两　陈皮一两　防风一两　甘草五钱

上为细末，面糊为丸，如梧子大。每服三十丸，空心①酒汤下。

痔瘘仙方

白砒一两，用绿豆水煮，后用三黄汤煮过一日，研为细末，入土罐内按实，上用白矾三两为细末盖住，用慢火煅过，以烟尽为度。去矾不用，取出前砒，秤过听用，余可取起留用。

制过砒六钱五分，为末　蛇含石一两，火煅醋淬　乳香末五分，制

① 心：原脱，据文义补。

没药五分，制　胆矾三分　朱砂五分　白蜡一钱　水银五分　用白锡五分，制，飞　硼砂七分　芫花五钱

共为细末收贮，看深浅用。此只一方，手法同前耳，故不录。

换肺丸①

治大人、小儿诸般喘急吼哮，痰盛不得眠者。神效。

全蝎二十四个，洗净，去头足　僵蚕二两，真者　薄荷叶二钱　南星童便煮，一两　大黄一两，煨过　防风二钱　薄荷二钱　荆芥一两　白附子一两　木香二钱　白砒五分　朱砂三钱，二钱入药，一钱为衣　半夏二两，一两生姜汁炆，一两皂角水炆　轻粉五分　白蜡五钱

上为细末，竹沥、姜汁打糊为丸，如梧实大。朱砂细研为衣。临眠用桑白皮银器煎汤，送十五丸，甚者二十丸。神效。

销金散

治男、妇久年疟成痞块，大如杯器者，神效。一年疾者服一升，二年者二升，三年者服三升。立愈，立愈。

每大黑豆一升，用鸡骨恒山四两，要黄瘦者，去芦，鸡心槟榔二两，要端正者，空朽不用。上二味剉碎，用水三十六碗，瓦器内煮五碗，去滓，将前乌豆入药水内煮熟，以药水干为度。后再用真血竭三钱，另研为细末，入乌豆内拌均，再入锅内，以文武火炒令焬，以不粘手为度。将金箔为衣，用瓷器瓶收贮。每不拘时，当闲频服。愈后忌油腻、毒食、面、鱼、牛、羊等肉。此方系郭把总传，不可轻忽。

冰消散

治便毒，不问已发未发，服之神效。

---

① 换肺丸：此方及以下三方原目录中未见，据正文补录。

槐花一两，炒　净金银花一两　穿山甲三钱，炒　白芷五钱　大黄五钱　五灵脂五钱　蝉蜕五钱

上七味，用头酒煎，热服取汗，立效。

甘泉散

治九夏[①]之时，伏暑闭汗，心腹疼痛，神效。

用鼠粪不拘多少，炒净烟为末，每服五钱，用韭菜汤送下，热服，取汗即愈。又可通经，神效。两头尖者雄，两头齐者雌。

经验加减十三方

不问男妇小儿，四时伤寒并用

不换金正气散

主治四时伤寒，发热头疼，身体痛，潮热往来，咳嗽痰火，呕逆、哕、恶心及山岚瘴气等疾，一切治之。

苍术五钱，用米泔浸过，炒　陈皮五钱，去白　藿香一钱　半夏二钱，水泡七次，□洗　甘草二钱　厚朴四钱，用姜汁制过

上依此修合，每服生姜五片，葱叶须下，煎至八分，热服。

加减法：

头痛，加川芎、白芷；

潮热，加黄芩、前胡；

冷泻不止，加木香、诃子、豆蔻；

痢疫，加黄连、枳壳，去甘草；

身体疼痛，加桂枝、麻黄、赤芍；

疟疾，加常山、草果、槟榔；

① 九夏：夏季，夏天。唐太宗《赋得夏首启节》：“北阙三春晚，南荣九夏初。”

感寒腹痛，加干姜、官桂；

咳嗽，加杏仁、桔梗、五味子；

口燥心烦，加干葛、柴胡；

喘气，加麻黄、苏子、桑白皮；

胸胁胀满，加枳实、莪术、砂仁；

呕逆，加丁香、砂仁；

极热，六腑不通，加大黄、朴硝；

气块，加枳实、槟榔、茴香、三棱；

足浮肿，脚不能移，加木瓜、□□、大腹皮、五加皮；

腹胀，加香附子、枳壳、白豆蔻。

十神汤

能治伤寒，时令不正之气，瘟疫，不问阴阳二证及内外两感风寒，两脚疼，湿痹，头疼咳嗽，并皆治之。

陈皮三钱，去白　麻黄三钱，去节　白芷　苏叶各二钱　川芎二钱五分　香附子二钱　升麻三钱　赤芍三钱　干葛二钱　甘草二钱

上依此修合，每生姜五片，煎服。

加减法：

潮热，加黄芩、麦门冬；

咳嗽，加五味子、桔梗；

心胸胀满，加枳实、半夏；

头疼，加细辛、石膏；

饮食不进，加砂仁、白豆蔻；

呕逆，加藿香、丁香、草果；

鼻血不止，加乌梅、干葛；

有痢，加枳壳、当归；

肠胀疼痛，加白术、均姜[1]；

泄泻，加藿香、肉豆蔻；

冷气痛，加良姜、均姜、玄胡索；

瘀毒，加茯苓、人参；

大便秘涩，加大黄、朴硝。

生料五积散

能治四时，调中快气化痰，脾胃宿食不化，脐腹胀满，胸胁停痰，呕逆恶心，外感风寒，内伤生冷，心腹痞闷，肩背[2]☐，妇人难产，血分经候不调及不通，一切治之。

枳壳四钱　麻黄四钱，去节　当归　半夏各二钱　白芍四钱　官桂五钱　川芎五钱　白芷五钱　厚朴五钱　干姜五钱　桔梗　苍术各五钱　茯苓五钱　陈皮五钱　甘草二钱

上依此方治疗，每服生姜七片，煎至六分，入酒半盏，温服。

加减法：

腰痛，加桃仁、乳香、茴香；

咳嗽，加杏仁、马蔸铃、桑白皮；

已成风瘴，加羌活、防风；

难产，加麝香、官桂；

小肠气痛，加茱萸、茴香；

足浮肿，加五加皮、大腹皮；

老人手足疼痛，加和顺元散；

---

① 均姜：原作“军姜”。姜以均州产者佳，故称均姜。“军”乃“均”之音误，据改。

② 背：以下一行底本漫漶。

手足风缓，加乌药顺气散；

遍身疼痛，加乳香、没药、北细辛；

四肢湿痹，加乌药顺气散；

手足挛拳，加槟榔、木瓜、牛膝；

因湿所感，加和槟苏散。

上加减法，此十三方内，大同小异，宜活变之，不宜执一。

二陈汤

能治痰饮为患，呕吐恶心，或头眩心悸悸惕，胸下不快，发为寒热。饮食生冷，而后当风感寒，或夏秋取凉，心烦痞燥，口吐黄水，中脘不快，寒热发作。或因食生冷，脾胃不和，伤寒后虚烦上攻，此药最妙，并宜可治之。

广陈皮一两，去白　半夏五钱，泡洗七次　甘草二钱　白茯苓四钱，去皮

上用生姜五片，不拘时候，温服。

加减法：

呕逆，加丁香、砂仁；

痰多，加南星、枳实；

中脘停痰，加莪术、砂仁；

头眩，加川芎、白芷、藁本；

寒热往来，加黄芩、前胡；

心忡，加麦门冬；

伤寒后心烦，加枳实、竹茹、莲肉；

咳嗽，加细辛、川芎、五味子、桑白皮；

口吐黄水，加丁香、均姜；

口烦，加干葛、乌梅；

或因生冷，加青皮、白豆蔻；

脾黄，加白术、草果、川厚朴；

脾胃不和，加草果、砂仁。

参苏饮

主治四时感冒，发热头疼，咳嗽痰饮，中脘痞满，呕吐痰水，宽中快隔，不致伤脾[①]。一切发热，皆主取效。不问内外所感，及□□□□□，一切治之。

人参三钱　苏叶四钱　桔梗四钱　干葛四钱　前胡四钱　陈皮五钱　茯苓五钱　枳壳三钱半　木香一钱半　甘草二钱半　半夏四钱

上依此方治疗，用姜五片，枣一枚，半空心服。

加减法：

气痛，加香附、莪术、青木香；

口燥，加黄芩；

鼻衄过多，加和四物汤；

咳嗽，加杏仁、五味子；

心火盛，去木香，加黄芩、柴胡；

久咳，加桑白皮用蜜炙过、杏仁；

头疼，加川芎、细辛；

鼻衄，加茅根、乌梅、麦门冬；

脾泄，加黄芪、莲肉、白扁豆；

呕逆，加砂仁、藿香。

香苏散

能治四时伤寒，瘟疫、头疼、寒热往来，不问两感、内外之证，并皆治之。

---

① 脾：原作“寒”，据《和剂局方》“参苏饮”改。

苏叶四钱　香附子五钱，炒过　陈皮五钱，去白　甘草二钱

上每用生姜、葱热服。

加减法：

潮热，加柴胡、黄芩；

咳嗽，加桔梗、五味子；

疹痘未成，加升麻、干葛；

头疼，加川芎、白芷、细辛；

恶寒潮热，加桂枝、麻黄；

痁痢，加枳壳、黄连，去甘草；

水泄即脾泄，加藿香、肉豆蔻；

身疼，加赤芍、官桂；

心气痛，加乌药、茴香、玄胡索；

久泻，加木香、诃子；

胸膈痞满，加枳实、半夏；

痁疾，加槟榔、草果；

脚膝拘挛，加木瓜、槟榔、牛膝、羌活，名槟苏散；

呕逆，加丁香、均姜；

潮热往来，加和正气散；

腹痛，加赤芍、白术。

经验对金饮子

能治诸疾，不问远近，无不愈者。常服固元阳、益血气，健脾进食，和胃去痰，自然荣卫调畅，寒暑不侵。及疗四时伤寒，手足腰疼，五痨七伤，外感风寒，内伤生冷，不问三焦痞满，极有神效。

陈皮一两，去白　苍术一两五钱，米泔浸　甘草三钱　川厚朴姜制，炒过

上依此方治疗，神效。

加减法：

伤食，加良姜、白豆蔻；

风痰，加荆芥、北细辛；

手足酸疼，加乌药、槟榔；

腿痹，加菟丝子、羌活；

痰嗽，发疟，加草果、乌梅；

赤痢，加黄连、甘草；

五痨七伤有热，加黄芩、柴胡；

头风，加藁本、白芷；

冷热气痛，加木香、茴香；

白痢，加吴茱萸；

水气肿满，加木通、桑白皮；

有气，加茴香；

妇人赤白带下，加黄芪、当归；

气块，加三棱、莪术；

风伤脾胃，加丁香、砂仁；

头疼，加茱萸、均姜；

腿膝冷痛，加牛膝、乳香；

眼热，加大黄、荆芥；

浑身拘急有热，加地骨皮、麦门冬；

冷泪，加木贼、夏枯草；

四时泄泻，加诃子、肉豆蔻；

腰痛，加杜仲、八角、茴香；

妇人腹痛，加乌药、香附子。

加减玄武汤

能治伤寒数日未解，去肿浮沉，身疼头痛，恶寒作热，咳嗽痰喘，遍身疼痛，手足冷痹，饮食少思，大腑泄痢，不问四时伤寒，一切治之。

白术一两　芍药一两　白茯苓七钱　甘草三钱

上依此方治之，用生姜五片煎，热服。

加减法：

头疼，加川芎、细辛；

泄泻，加木香、藿香；

遍身疼痛，加官桂、川芎；

咳嗽，加五味子、半夏；

四肢疼痛，加羌活，名真武汤；

有痰，加南星、大腹皮；

热未除，加黄芩、干葛；

水泻，加均姜、木香；

三日无汗如疟，恶寒热，加麻黄、桂枝；

心烦，加人参、麦门冬。

五苓散

能治伤寒、温热病，表里未解，头痛发热，口燥咽干，烦渴及饮水烦渴不止，小便赤涩，霍乱吐泻，白痢，烦渴，心气不宁，腹中气块，小腹气痛，暑热不散，黄疸发渴，一切皆可疗之。

白术　赤茯苓　肉桂　猪苓　泽泻

上依此方疗，神效，否则不然。用白水煎服，不用汤使。

加减法：

咳嗽，加五味子、桔梗；

痰多，加半夏、陈皮；

狂言乱语，加辰砂、酸枣仁；

喘急，加桑白皮蜜炙、马兜铃；

头痛目眩，加川芎、羌活；

气块，加三棱、莪术；

心气不足，加人参、麦门冬；

心热，加黄芩、莲肉；

大便不通，加大黄、朴硝；

鼻衄，加乌梅、山栀子；

口干爱水，加干葛、乌梅；

水气，加甜葶苈、木通；

目黄、酒疸及五疸，加茵陈、木通、滑石；

杨梅毒，加芍药、升麻，去肉桂；

五心热如痨，加桔梗、柴胡；

吊肾气，加茱萸、枳壳；

有痰有热，加人参、前胡、桑白皮；

小肠气痛，加茴香、木通；

霍乱转筋，加藿香、木瓜。

四君子汤

能治男、妇、小儿诸疾，不问外感风寒，内伤生冷，咳嗽，潮热往来，脾胃泄泻，四时感冒，不问远年近日，一切并皆治之。

白术三钱半　人参五钱，去芦　白茯苓一两，去皮　浙木香一两　甘草三钱半

上依此方，姜三片、枣三枚煎，半空心服。

加减法：

有痰，加陈皮、半夏；

咳嗽，加桑白皮、杏仁、五味子；

脾胃虚弱，加官桂、当归、黄芪；

吐泻，加藿香、黄芪、白扁豆；

心烦不定，加辰砂、远志、酸枣仁；

心热，加茯苓、莲肉、麦门冬；

小儿风痰，加全蝎、北细辛、白附子；

发渴，加木瓜、干葛、乌梅；

疲困气短，加丁香、砂仁、人参；

胃冷，加丁香、砂仁、附子；

心烦口渴，加人参、黄芪；

潮热往来，加川芎、前胡；

腹胀、不思饮食，加枳实、砂仁、白豆蔻；

盗汗不止，加黄芪、陈麦面，炒过；

胸膈喘急，加枳实、枳壳、半夏；

小便不通，加猪苓、泽泻、木通；

风壅邪热，加荆芥、黄芩、薄荷；

水泻不止，加木香、诃子、肉豆蔻；

大腑闭塞，加槟榔、大黄；

遍身疼痛，加赤芍、官桂；

小儿有疹已出未成者，加升麻、干葛；

妇人难产，加麝香、白芷、百草霜。

小柴胡汤

能治伤寒恶寒，温热癫狂，急痛、胸胁痛，呕吐恶心，烦渴，寒热往来，身面黄疸，小便不利，大便不通、秘涩；或传经不解，或潮热不除，及妇人产后痨疫，发热身疼头痛。男子、妇人久咳成痨，或疟疾时或发热，癫狂妄语，一切并宜治之。

人参四钱，□□　黄芩　柴胡各一两　半夏五钱，水泡过七次　甘草三钱

上服生姜五片，枣三枚同煎，半空心温服。

加减法：

疟疾，加乌梅、草果；

痨热，加茯苓、五味子、麦门冬；

小便不利，加木通、猪苓、泽泻；

口渴，加天粉、干葛；

大便不通，加大黄、朴硝；

鼻衄，加蒲黄、茅根、地骨皮；

五心潮热，加前胡、地骨皮、麦门冬；

头疼，加细辛、石膏；

妇人产后癫狂，加辰砂、前胡；

咳嗽，加桔梗、杏仁、五味子；

极热过多，六脉洪数，加五味、柴胡、干葛；

喘急，加知母、贝母；

有痨的，加百合、赤芍、地骨皮。

乌药顺气散

能治男子、妇人一切风气，攻注四肢，骨节疼痛，遍身麻痹，手足瘫痪，言语謇涩，筋脉拘挛及脚气，步履艰辛，脚膝软弱；妇人血风，老人冷气，胸膨满，心腹刺痛，吐泻肠鸣，远年近日加减，一切并宜治之。

麻黄二两，去节　陈皮一两，去白　乌药二两，去木　川芎一两，炒系角　白僵蚕一两，去棱，炒过　枳壳　白芷各一两　甘草五钱

桔梗一两　干姜五钱

上每服半酒半水，葱、姜为引，热服。

加减法：

湿气，加苍术、槟榔、浙木香；

虚汗，加黄芪，去麻黄；

脚膝浮肿，加牛膝、独活、五加皮；

腰疼，加杜仲、八角、茴香；

有拘挛，加木瓜、石斛；

潮热，加黄芩，去干葛、青藤根；

遍身疼痛，加官桂、当归、乳香、没药；

头眩，加细辛、细茶；

胸膈胀满，加枳实、莪术；

手足不能起，加川续断、威灵仙；

夜间疼痛，加虎胫骨、石楠叶、青木香；

脚不能举，加麝香、羌活、防风；

心腹刺痛，加茴香；

妇人血气，加防风、薄荷、荆芥；

久积浮肿，加五积散；

四肢皆有冷痹，加川乌、附子、官桂；

麻痹疼痛极者，加和合二五七散；

左瘫右痪，加当归、天麻、白蒺藜；

日夜疼痛，午轻夜痛，加神秘佐经汤；

二三月不能行者，加和合独活寄生汤。

四物汤

能治妇人胎前产后，血气不足，四肢怠惰，乏力少气，荣崩虚损，阴阳不和，乍寒乍热，赤白带下，脚膝疼痛，头目昏眩，经候不行，咳嗽心烦，腹中疼痛，下虚冷乏，并宜治之。

大川芎二两，夏多　大当归二两，酒洗，春多　熟地黄二两半，酒洗，莫过铁器　白芍药二两半，冬多

上依此方加减，白水煎，空心温服。若眼痛，饭后服。

加减法：

血痢，加阿胶、厚朴、艾叶；

潮热，加黄芩、桔梗；

经脉不行，加好红花、苏木；

头眩，加羌活、细辛；

血气痛、五心热，加天台县乌药、官桂；

咳嗽，加杏仁、麻黄、桑白皮用蜜炙；

腹中气块，加木香；如鸡子大，加三棱、莪术；

有死胎，加官桂、麝香、白芷；

冷气痛四肢，加良姜、均姜、玄胡索；

无子息，加大附子、肉苁蓉；

乍寒乍热，加人参、茯苓、青皮；

小便闭涩，加泽泻、木通；

妊妇动胎，加艾叶、香附、苏叶；

口干烦渴，加干葛、乌梅、麦门冬；

大便闭结，加桃仁、大黄；

胁肋胀满，加枳实、半夏；

大渴烦躁，加知母、人参、石膏；

下血过多，加白术、绵黄芪、甘草、白茯苓；

五心烦热，加黄芩、柴胡、百合、地骨皮；

虚寒不睡，加石膏、人参、淡竹叶；

心气不足、恍惚，加远志、辰砂别研、酸枣仁；

赤白下，加藁本、牡丹皮、川续断；

或月前月后，加川牛膝、泽兰、钟乳粉；

不思饮食，加砂仁、莲肉、白豆蔻；

色面萎黄，加陈皮、均姜、香附子。

杂病诸方[①]

鼻血不止方

胎发烧灰，研细，吹入鼻中，即止。

久嗽痰火方

生姜汁　水梨汁　萝卜汁　蜜　白糖各四两　紫苏子　杏仁各一两，为末

入前汁，糖内和匀，煎如膏。不拘时服，立效。

治禁口痢方

信一钱　雄黄一钱

将面包定，火煨过性，面糊为丸，如芥子大。小人三丸，大人五丸。红，甘草汤下；白，姜汤下。神效。

治疟疾方

常山　青皮　槟榔　贝母[②]　甘草

煎服，妙。

或加细辛、干姜各三钱，水中半煎七分，空心温服，妙。

治肺痈方

藕节　荷叶

---

① 杂病诸方：原无，此下诸方非“经验加减十三方”内容，加此标题以示区别。

② 贝母：此后原衍“青皮”，删。

烧灰存性，为末，每服三钱，用酒送下。

治汗斑[①]方

羊蹄根　明矾

捣烂布包，洗浴时擦，二三次即无。

治疥疮方

水银　轻粉　雄黄各一钱　川椒二钱　枯矾四钱　蛇床子　大枫子各五钱

共为末，猪油研搽，一扫光。坐板疮亦治。

治鹅掌风方

雄黄　川椒各二钱　轻粉四钱

猪骨髓调搽，火烘七日除根。

凤仙花细搽，鸡屎煎汤洗，数次除根。

治杨梅疮方

初发，用雄土丸治之。

雄黄二两　净泥土四两

俱为末，水和为丸如梧桐子大。每服七十丸，空心用酒调下。神效。

治杨梅结毒方

冷饭块三斤　皂角刺一斤　川椒　蒺藜　汉防己各四两

俱剉碎，用生白酒二十斤、黑铅二斤，镕化，投酒内九次。将酒并前药入坛内，汤煮尽五枝香尽，息火。每服半茶钟[②]，

① 汗斑：为“紫白癜风”的俗名。多生于胸、背、面、项等部位，为紫色或白色的斑点。

② 钟：原作“中”，据文义改。

酒尽毒消，其效如神。

治食积虫积方

巴豆四十九粒，去油　泽泻二钱五分　香附子四钱　三棱二钱五分　黑牵牛四钱五分

俱为末，飞面糊为丸，如菜子大。小儿七丸，大人十丸，白汤下。

治诸般肿毒初起方

槐花四两，炒黄色

用老酒煎滚，温服内消，神效。

治风气疼方

五月五、七月七、九月九，收豨莶草叶晒干，好酒、蜜拌过，九蒸九晒，为末，炼蜜为丸，桐子大。每服六十丸，用酒送。轻身延年，一切风气并皆治之。

治紫云风方

防风　川芎　芍药　当归　大黄　芒硝　连翘　麻黄　薄荷各五钱　石膏　桔梗　黄芩各一两　荆芥　白术　山栀各二钱半　滑石三钱　甘草二钱

煎服。

治白癜[1]风方

雄黄一钱　信二钱　贝母五分　白附子一钱五分

共为末，乌鸡子青调匀，生姜蘸擦，绝效。

① 白癜风：原作“白瘢风”，据文义改。

治盗汗方

黑豆　浮麦各一把

煎汤服，神效。

治服砒死方

急取鸭，割喉，尽数将热血倾入本人口内，再用桐油或肥皂水灌之，即吐，得生。

治刀箭伤方

旧毡帽口上油透涨的，下烧灰敷上，能止血住痛。

治打胎方

冰片三分　麝一分　樟脑三钱

共为末，蜜丸，绢包，入户即落。

治小儿误吞金银

砂仁浓煎汤服，立下。

治小儿误食麦芒方

将鹅紧赶，双足倒挂沥涎，灌下即消。小儿吃泥，用软石膏、黄芩、陈皮、茯苓、白术，煎服。

治小儿惊风方

大蚯蚓一根，作两段，跳急者，治急惊风；慢[①]者，治慢惊。朱砂、明矾各一钱，同蚓捣烂和丸，梧桐子大。每一丸，薄荷汤下。

治小儿牙疳方

山栀七个，烧灰存性　枯矾五分

① 慢：原作“谩”，据文义改。

研细，擦牙根，妙。

小儿鹅口白疮

好京墨磨敷，神效。地蜱虫，尤妙。

治走马牙疳方

取妇人溺桶，刮下白垢，火煅为末，一钱　铜绿三分　麝香一分半

共研细敷之，神效。

治黄病方

青矾三两　糯米一升，炒令烟尽，如炭为度

研末，糯米粉打糊为丸，每服五十丸，空心白汤下。一生忌食猪血。

治臁疮方

嫩白松香研细　猪板油

同捣烂成膏，用油纸将针刺成眼，作夹纸膏贴，神效。

治脚丫破烂方

用鹅掌退下黄皮，烧存性为末，敷上，妙。

治小儿秃头疮

大活蜈蚣一条　香油四两

煎滚，入内熬之，每疮上用油，一点即好。生白果捣烂，臭泥和涂，亦妙。

治痘疹危急方

用人、猫、猪、犬粪，腊月收之，烧灰为末，蜜汤调服。百无一死。痘疹不发，韭菜根煎服，极妙。

治食泥茶叶方①

青矾二两　糯米一升，炒尽烟为度

糯米打糊为丸，每服五十丸，空心白汤下。一生忌食猪血。

春方

蟾酥　麝香　鸦片　母丁香各三分　官桂四两

水二钟，煎成膏汁，为丸绿豆大。一次一丸，吐津调敷茎上，其妙无对。

秘传继周打伤方

门人张天用录。

夫打跌损伤者，此血气在身不能流行，因此或成血片，或血死作痛者，或昏闷不醒人事，或寒热往来，或日轻夜重，变作多端，皆由血气不调作梗故也。医者，不审原因，妄投药剂，枉死者多矣。予深惜之。当时当下，贵得其宜。或受伤至半月才医者，死血已固，当疏通水道。既表后，再不可复表。但看仔细，重轻加减，吃药后，受伤处原须青肿转红色者，此血活将愈。如伤重，服药将愈，用熨法，后进千金不夺散浸酒，服尽之后，庶得痊愈。如病人攻重，牙关紧急将死者，宜擘开牙关，将返魂夺命丹随用。正药方内加羌活、防风、荆芥、胡黄连煎。既以入药不死，如不约者不治。切忌当风处及地下坐卧，并忌一切冷水、冷茶、冷酒之类，油腻、毒食之物。如遇伤重者，先令人解开病人衣服，遍身照见，看形色何如。又要去鱼际骨上下，看有脉调和否，如绝然不至者，死；沉细者，生。山根好，阴囊内尚有子，可治。如肾子在小腹内，去即辞，莫

① 治食泥茶叶方：此方与前“治黄病方”同。存疑待考。

医。又用神妙佛手散，如病人口内入药不进，可将大镏鱼煮熟，取脑子和眼睛[①]调下药末，入腹略惺，可救。再用凤仙子一匙，沉香研水吞下。

一从刎[②]食管即断，可治。用桑白皮取丝缝密[③]，却将鸡絮[④]破开，去食取膜，膜定患处，随用护药护之，后服药可愈。

一从刎气管断即死，不治；

顶门既破，骨未[⑤]入肉者，可治；

食饱受伤乃跌，三日不死者，可治；

顶门既破，骨陷入者，不治；

耳后受伤者，不治；

若心胸紧痛，青色未裹心，乃偏心受伤，可治；

心胸紧痛，红既裹心，乃心口受伤，不治；

男子两乳受伤，可治；

妇人两乳堂受伤，不治；

正腰受伤重，自笑者，立死不治；

小肚受伤，伤重吐粪者，不治；

气出不收，眼开，不治；

小腹受伤，未伤肚者，可治；

孕妇小腹受伤犯胎，不治；

肾子受伤，入小腹者，立死不治；

肾子受伤皮破者，肾子未上小腹，可治；

---

① 睛：原作“精”，据文义改。

② 刎：原作“吻”，据文义改。

③ 密：原作“蜜”，据文义改。

④ 鸡絮：疑为“鸡嗉”。存疑待考。

⑤ 未：原缺，据文义补。

如眼未直，须粪无害；

脉大而缓，须四至不治；

口如鱼口缠风，不治；

囟门出髓，即死；

两眼有伤，可治；

正心口青肿，一七内即死；

两乳有伤，宜当急救；

两脚有伤，可治；

夹脊断者，不治；

小肠有伤，不分阴阳，难医；

顶门有伤，难治；

两髀有伤，怕血入五脏；

两腿有伤，须然无事，后必有损。

方具于后。

返魂夺命丹

专治跌扑打伤，牙关紧闭，心腹痛闷，不省人事。将箸擘开，灌入一碗即愈。

银丝草一两，即山榄姑，叶长有毛，白色，生山上者佳　毛鸡仔一个，过一月者不用，不去毛

二味共烂如泥，热酒刺起，布滤过，调小儿骨末一钱，服即愈，神效。后服棱莪散。

棱莪散

专治跌扑打伤，遍身疼痛，不能举步者，神效。

三棱一两　莪术一两　赤芍一两　西香八钱　玄胡子八钱　黄柏一两　槟榔八钱　青皮五钱　大腹皮五钱　羌活五钱　防风一钱

大黄一钱　芒硝三钱　黄连三钱　桔梗二钱　荆芥二钱　北胡一钱　陈皮八钱　紫苏八钱　千里马一两，只用两头　半夏三钱

上依制法，如等分，姜五片，葱白五根，桑白皮半水半童子需煎，空心热服十分。汗大，除些葱白，只用一根；如要利，用芒硝、大黄；有痰，用半夏；如孕妇受伤，除三棱、莪术；如血出甚，亦除之及葱白，加当归、蒲黄，用水煎服；偏心受伤者，加红花二分煎；囟门受伤，除三棱、葱白；如出血多，就用止血金枪丹；如手足伤断，用手摧[1]正，内灯心火纸卷定，要厚实停当，外用杉皮押定，进接骨回升丹，再用小小裹脚，紧紧扎定杉皮，无有不愈。但攻下之药，多加乳香、没药。痛重，加西香二钱，赤芍、玄胡子、乳香、没药；或有咳，乃肺气旺，加干葛、杏仁，勿用半夏，加贝母；如伤重心痛，加石菖蒲；如原伤处今结痞痒，加干葛、赤芍、甘草、桔梗、防风、荆芥、连翘，每用原汤子煎，带热服，随意加减。

通经活血止痛散

专治跌扑打伤，败血冲心，心胸紧痛者，神。

三棱　莪术　赤芍　黄柏　黄连　青皮　紫苏　香附　北胡　千里马　乳香

起初不下此药，十分重者方下，内加红花、苏木、石菖蒲。

仙传火龙行气法

生姜四两　食盐四两　麻油四两　瑞香叶三两　头酒糟四两　大黄二两　荆芥二两　生地黄二两　泽兰二两　牙硝二两

共一处研烂，以麻油炒熟，带热熨上七八次，冷了又炒热，

① 摧：疑为“推”。

频频熨上，自能安愈。后进千金不夺散及佛手散，神效。

千金不夺散

防风　荆芥　五加皮　生地　紫金皮　钩藤　天台乌　角茴　木瓜　芎䓖　白芷　槟榔　威灵仙　五灵脂　木香　羌活　独活　归尾　杜仲　石楠藤[①]　芍药　牛膝　乳香　没药　故纸　自然铜

人热者，加黄连、赤芍为散，各等分，每用头酒一埕，用绢袋袋定，浸三五七日取出，随量不拘时带热服。忌红酒、坚脏、油腻等物。如孕妇服，除牛膝、赤芍，加归身、北艾。服此药七日见功。不问诸虚百损，遍身疼痛，无不全效。此方重之。

神效佛手散

专治筋骨断折，金□重伤将死者，才用此药，大有奇效。子孙宜珍宝之。

鹿茸　当归　苁蓉　禹余粮　菟丝子　熟地　覆盆子　白芍　紫石英　桑螵蛸　川芎　五味子　琥珀　白茯苓　干姜　北艾　酸枣仁　牡蛎

上为散，依制法，各等分，姜三片，枣一枚煎。慎勿轻用。

鸡鸣散

治症如前。

雄鸡一只，去肠肚　甘草　茯苓　人参　阿胶　黄芩　白芍　白术　桔梗　麦门冬　大枣　生姜各一两

用一砂锅，煮熟至烂，去药滓，同汁服。

---

① 石楠藤：原作“石楠行”，据文义改。

回春再造散

专治足手及筋骨断折者，神效无敌。

铜钱五钱，醋碎，火煅　木香一钱　自然铜一钱，醋碎　麝香一分

为细末，每服二钱，无灰酒送下。令病人口先嚼丁香一粒，乳香一粒，方进此药，神效。伤在上，食后①服；伤在下，空心服。如即日未安，次日再服此方。如未断折骨者，慎勿轻用。此方专能接骨，别无妙用。

回生续命丹

专治筋骨断折损伤，疼痛不止者，神效。

川乌二两，泡　草乌二两，泡　五灵脂　木鳖子　骨碎补　威灵仙　金毛狗　自然铜各二两，煅　地龙去土　乌药　青皮　陈皮去白　茴香各二两半　乳香另研　红娘子　没药　麝香一分半　牵牛五钱　禹余粮醋碎，四钱

上为末，酒调服一钱，神效。后服再生活血止痛散。

再生活血止痛散

治症如前。

大黄五钱　柴胡二钱　当归二钱　桃仁五十个　红花五分　天花粉一钱　穿山甲一钱　甘草一钱

半水半酒煎，空心带热服。

千金破血散

专治伤重，败血冲心，无汗昏闷者，神效。

羌活二两　肉桂一钱　水蛭五钱，炒净烟，另研　柴胡二钱　归

① 后：原作“上”，据文义改。

尾二钱　连翘二钱　麝香一字，另研

上为散，半水半酒煎熟，去滓，入水蛭、麝香在内，不拘时服。昏闷疼痛暂悉，后进调经暖血汤。

调经暖血汤

当归　川芎　赤芍　黄芪各一钱半　青皮　陈皮　乌药　熟地　乳香　茴香一钱

上为散，姜三片，苏叶煎服。而痛不止，再进四仙喝住散，煎服，立愈。

四仙喝住散

粟壳四两，去膜，炒　白芷二两　甘草炙，两半　乳香一钱，另研，煎熟前三味方入

每服四钱，半水半酒煎，不拘时服。

滋荣双解散

专治打伤之后，荣卫虚弱，外受风寒，内伤经络。

没药　当归　白芷　石莲肉　玄胡子　川乌　自然铜醋煅为末，水飞，各一两　生地　川芎各两半

上为细末，每服二钱，空心老酒送下。

万金不换乳香寻痛散

专治远年近日诸般伤损，遍身疼痛者，神效。

乳香　没药制过　血竭各五钱　南木香五钱　沉香三钱　当归　川芎　白芷各一两　甘草五钱　天粉　木瓜　肉桂各七钱　独活　羌活各去芦　西香　茴香各五钱　草乌三钱，炮去皮脐

上为细末，每服四钱，热酒送下。

金枪迎刃散

专治金枪伤重，出血不止者，神效。

白芷一两　甘草一两　水龙骨一两

上为细末，锅内文武火炒赤，旋入大黄末三两，凤凰退一两，以焦为度；后用嫩苎叶、韭菜叶，取自然汁调前药，阴干后入杉漆一两，血竭一两，片脑三分，牛胆南星一两，野苧五钱。遇伤处，搽上一字，立愈。此打伤方系出名家之宝，子孙切宜珍重之，不可轻传。原谢礼银二十两正。记之。

杖藜散

专治男、妇腰疼，不能动止，屈伸不得者，神效。

当归一两　白芷梢一两　小茴二钱　乳香　杜仲　故[①]纸各三钱

上为细末，空心无灰酒送下，即止。

敌杖散

专治杖疮，重伤成坑久不愈，神效。此方系广西林侍郎传。

用大桐子叶，取茂盛者，不拘多少，以米醋煮至烂熟，阴干。临用随大小剪贴。

回生再造散

专治男、妇跌扑损伤，遍身疼痛，昏闷将危者，神效。此方牛天成传。敬之，敬之。

川芎一两　当归一两　羌活一两　独活一两　角茴五钱　小茴五钱　肉桂八钱　甘草八钱　木瓜一两　淮乌少许　草乌少许　虎骨五钱，炙　自然铜五钱，煅　穿山甲五钱，炒　川乌三钱

气喘，加沉香、木香；伤头，加肉桂、前胡、天麻、肉苁蓉；夜卧惊恐，加熊胆；乱语恍惚失主，加人参、辰砂、金箔、

---

① 故：原后衍一“故”字，据文义删。

银箔、远志。

上各依制法，于内末曾抄，用半酒、半童便煎服。神效。

治血热毒疮

黄柏　归尾　赤芍　白芷梢各四钱　羌活二钱　甘草一钱半　防风　荆芥　生地各四钱　土朱[1]三钱　黄连五钱

上十一味，专治皮肤燥痒及血毒干疮，将为末，调酒服。

秘传隔纸膏

治臁疮，贴一二个即愈。久年及妇人难治，亦不过十个。神效。

水龙骨即船底油灰　老松香　樟脑　谷丹　白芷　川芎　海螵蛸各一两　轻粉三分　乳香　没药各五钱

上为细末，先熔化松香，加清油和之；次渐下诸药，调匀如稀糊样，以瓷器盛之，置地下出火毒，用油纸随疮大小开贴。每日用盐、茶洗净。

军门秘授桃花散

专治金疮伤重，疼痛不止者。神效。

青藤　赤芍　柴胡　独活　荆芥　楠藤　丹皮　前胡　生地　首乌　防风　白芷　当归　枳壳　木香　乳香　没药　地骨皮　桔梗　苏木　天麻各等分　威灵仙　山茅根　南星三味倍加　甘草少许

上作一大帖，约重二两，水三碗，葱白三根，煎熟提起。服大半碗，余药滚水内顿住，再停一时再服，用好酒一小盏参服，后痛止肿消。神效。

---

① 土朱：即代赭石。

杨柳散

治妇人三五日不产及儿死腹中、水竭者，神效。但未破水者，不可服。

香薷生用，二两半　当归一两　川芎一两　白芍一两　枳壳八钱　熟地八钱　泽泻八钱　木通八钱　肉桂五钱　白芷五钱　半夏五钱　莪术五钱

上为散，姜三片，车前子大一撮，带根葱一头，煎熟热服。当产即下，不当产即安。神效无比。

头疼方

此为偏正头风。

细辛　白芷　川芎　藁本

等分，为细末，左疼吹入右鼻，右疼吹入左鼻，立止。

牙疼方

细辛　白芷　花椒　青盐

各等分，为细末，手指蘸敷患处，闭口立止。遍地香即铜钱草捣汁漱浣，立止。

天丝入眼方

取妇人乳汁点之即好。用新笔蘸真京墨，满眼内搽即好。

祖传广东牛黄蜡丸

专治小儿急慢惊风，四肢抽掣，痰涎涌盛，不省人事，气粗喘急，潮烦作渴者，悉皆神效。

白附子一两　南星一两，姜汁制　半夏一两，白矾、牙皂、姜沙炒　麻黄一两　全蝎一两，去头足，炒　僵蚕一两，炒　薄荷七钱　雄黄五钱　牙皂一两　细辛五钱　天麻五钱　防风一两　白术一两　川

乌五钱，面裹煨　莪术五钱，炒　香附五钱，醋炒　木香三钱　沉香五钱　麝香一钱　朱砂三钱　蜈蚣一条，醋炙　金银箔各五十片

上为细末，用生姜汁打糊为丸，如小指大，阴干，黄蜡为衣。临病每用一丸，随症用汤引化开服。

大凡若有中风不语，牙关闭，口眼歪斜，每用半丸，无不开关，宜用老生姜汤送下。妇人、小儿中风，俱用老酒送下。

万病无忧膏

治风寒湿气所伤，跌扑闪挫伤损，一切痛，皆贴患处。心腹痛，俱贴患处；哮吼喘嗽，贴背心；泻痢，贴脐上；头疼眼痛，贴太阳穴。及治一切无名肿毒，痈疽发背，疔疮疖毒，流注湿毒，臁疮初觉痛痒，便贴患处即消。已成亦能止痛箍脓，长肉生肌。百发百中，其力不能尽述。

川乌　草乌　大黄各六钱　当归　赤芍　白芷　连翘　白敛　白及　乌药　官桂　木鳖子各八钱　槐枝　桃枝　柳枝　桑枝　枣枝各四钱　加苦参、皂角五钱

上剉散，用真香油二斤，浸药一宿，用火熬至药焦色，以生绢滤去渣不用，将油再熬一滚，入飞过黄丹十二两，炒过，陆续下槐、柳棍搅不住手，滴水成珠为度，离火。次入乳香、没药末各四钱，搅匀，收贮，退火毒，听用。

一方加苏合香二钱，尤妙。

万应紫金膏

治扑伤损手足肩背，并寒湿脚气风毒不可忍。

沥青二斤半　威灵仙二两　蓖麻子一百粒，去壳，研　木鳖子二十八粒，去壳，研烂　乳香一两，笋箬炙，为末　没药一两，为末　黄蜡二两　生姜二斤，捣汁一碗　生葱捣汁，一碗　麻油夏二两，春秋三

两，冬四两，先同灵仙熬去渣，滴水不散为度

上将沥青研末，同二汁下锅熬化。看二汁尽时，却起火，桃柳条不住手搅，却入前灵仙油同熬，再下木鳖子、蓖麻子捣匀，入内搅匀；又下乳、没、黄蜡，再搅即成膏矣。每用厚绵纸摊贴，先将姜擦患处，后贴上，即用烘热鞋底熨之。泻痢，贴丹田；咳嗽吐血，贴背心；心疼，贴心上；风损，贴患处。

海仙膏

治风损诸疮痈肿毒，并效。

赤葛　苦参各等分

上二味剉片，用香油浸过，煎至焦枯，滤去渣，秤香油一斤，净，再煎沸，徐徐入密陀僧、水粉各四两。

千槌膏

松香明净者，不拘多少，为末，蓖麻子仁，同入石臼内，捣烂成膏。如稀则加松香，如稠则加麻仁，须要稀稠得所。取出，入水中扯拔数次，再入乳香、没药、血竭、孩儿茶，各为末少许。顽疮，加轻粉、龙骨，再搅令匀，瓷器收贮。每用时，重汤化开，绵帛摊上患处，神效。

蹊跷怪病

一项上生疮如樱桃大，有五色，疮破则项皮断。但逐日饮牛乳自消。

一寒热不止，经月后，四肢坚如石。以物击之一，似钟磬，日渐瘦，急用茱萸、木香等分，煎汤饮，即愈。

一大肠头出寸余，痛苦，直候自干退落，又出，名为“截肠病”。若肠尽，乃不治。但初截寸余，可治。用脂麻油器盛

之，以臀坐之，饮大麻子汁数升，愈。

一口鼻中腥臭水流，以碗盛之，有铁色虾鱼，如粳米大，走跃不住，以手捉之，即化为水。此肉坏矣。任意馔食鸡肉，愈。

一腹上痹不仁，多煮葱白吃之，自愈。

一妇人小便中出大粪，名“交肠①”。服五苓散，效。如未尽愈，可用旧袱头烧灰，酒服之。

一两足心凸如肿，上面生黑色豆疮，硬如钉子。钉子履地不得，胫骨破碎眼，髓流出，身发寒颤，唯思饮食。此是肝肾气冷热相吞，用炮川乌头末敷之，煎韭子汤服，效。

一腹胀经久，忽泻数升，昼夜不止，服药不验，乃为气脱。用益智子煎浓汤服，立愈。

一四肢节脱，但有皮连，不能举动，名曰“筋解②”。用酒浸黄芦三两，经一宿取出，焙干为末，每服二钱，酒调下，服尽，安。

一玉茎硬不萎，精流无歇，时时如针刺，捏之则脆碎③，乃为肾满漏疾。用韭子、破故纸各一两，为末，每服三钱，水一盏，煎至六分，作三次饮之，愈则住服。

一咽喉间生肉，层层相叠，渐渐肿起，不痛，多日乃有窍子，臭气自出，遂退饮食。用臭橘叶煎汤连服，愈。

一腹中如铁石，脐中水出，旋变作虫行之状，绕身匝啄，痒痛难忍，拨扫不尽。用浓煎苍术浴之，以苍术末入麝香少许，

① 交肠：病名。大小便易位而出，即大便时有尿流出，或小便时有粪水流出，故名。

② 筋解：原作“经解”，据《奇疾方》改。

③ 碎：原脱，据《奇疾方》补。

水调服，瘥。

—眼前常见诸般禽虫飞走，以手捉之则无，乃肝胆经为疾。用酸枣仁、羌活、玄明粉、青葙子花各一两，为末，每服二两，水一大盏，煎至七分，去渣饮，一日三服。

—大肠虫出不断，断之复生，行坐不得。用鹤虱末水调五钱服之，自愈矣。

—眼睛垂出至鼻，如黑角色，痛不可忍；或时时大便出血，名曰“肝胀”。用羌活煎汁，服数盏自愈。

—腹中有物作声，随人语言。用取蓝汁一盏，分五服服之。又名“应声虫”，当服雷丸，自愈。

—有饮油五升以来，方始快意。长得吃则安，不尔则病。此发入胃，被气血裹了，化为虫也。用雄黄半两为末，水调服，虫自出。如虫出活①者，置于油中，逡巡间，连油泼之长江。

—治卧于床，四肢不能动，只进得食，好大言说吃物，谓之“失说物望病”。治法②：如说“食猪肉”时，便云：“甭食猪肉一顿。”病者闻之即喜，遂置肉，令病人见，临要，却不与吃，此乃失他物望也，当自唾中涎出便愈。

—手十指节断坏，惟有筋连无节，虫行如灯心，长数尺余，遍身绿毛卷，名曰“血余”。以茯苓、胡黄连煎汤饮之，愈。

—遍身忽皮底混混如波浪声，痒不可忍，抓之血出，不能解，谓之“气奔”。以人参、苦杖、青盐、细辛各一两，作一服，水二碗，煎十数沸，去渣，饮尽便愈。

—眼白浑黑，见物依旧，毛发直如铁条。虽能饮食，不语

① 出活：原作“舌”，据《奇疾方》改。

② 法：原作“治”，据《奇疾方》改。

如醉，名曰“血溃”。用五灵脂[①]为末，二钱，酒调下。

—着艾灸讫，火痂便退落，疮内鲜肉片子飞如蝶形状，腾空去了，痛不可忍，是血肉俱热。用大黄、朴硝各半两，为末，水调下，微利即愈。

—临卧浑身虱出，约至五升，随至血肉俱坏，每宿渐多，痒痛不可言状。虽吃水卧床，昼夜号哭，舌尖出血不止，身齿俱黑，唇动鼻开。但饮盐、醋汤十数碗，即安。

—眼赤，鼻孔大喘，浑身出斑，毛发如铜钱[②]，乃胃中热毒，气结于下焦。用白矾、滑石各一两，为末，作一服，水三碗，煎至半，令不住饮，候尽乃安。

—有虫如蟹，走于皮肤下，作声如小儿啼，为筋肉之化。用雄黄、雷丸各一两，为末，掺在猪肉片上，热吃尽，自安。

—手足甲忽然长倒生肉刺，如锥，痛不可忍，吃葵菜自愈。

—鼻中毛出，昼夜可一二尺，渐渐粗圆如绳，痛不可忍。虽忍痛摘去一茎，即后更生。此因食猪羊血过多。遂用乳香、硇砂各一两，为末，以饭丸如梧子大，空心临卧各一服，水下十粒，自然退落。

—面上及遍身生疮，似猫儿眼，有光彩，无脓血，但痛痒不常，饮食减少，久则透胫，名曰“寒疮”。多吃鱼、鸡、韭、葱自愈。

治肠破，肠出臭秽仙方

急以香油摸肠，用手送入，煎人参□□□□之，皮自合矣。

---

① 脂：原作“芝”，据《奇疾方》改。

② 毛发如铜钱：毛发如铜铁丝样硬。《奇疾方》曰“毛发起，如铜铁。”

吃羊肾粥十日，即愈。

治鼻中出气，盘旋不散方

凝[1]如黑墨色，过十日，渐渐至肩胸，与肉相连，坚胜金铁，无由饮食，此之因疟后得之，煎泽泻汤，日饮三盏，连服五六日即效。

治遍身忽肉出如锥

既痒且痛，不能饮食，此名“血拥”。若不速治，溃而脓出。以青皮、葱烧灰淋洗，吃豆豉汤数盏，自安。

治眉毛摇动，目不能视方

交睫，唤之不应，但能饮食，有经[2]日不效者，用蒜二两取汁，酒调下，即愈。

治毛窍节次出血仙方

若血不出，皮胀膨如鼓，须臾眼鼻口被气胀合，此名“脉溢”。饮生姜水汁各一二盏，即安。

治忽气上口不能言语仙方

口中汁流，吐逆，齿皆摇动，气出转大则闷绝，复苏如是，名曰“伤寒并热霍乱”。用大黄、人参末各[3]半两，水三盏，煎至一盏，去滓热服，可安。

治口生肉球仙方

臭恶不已，恶见，有根线，长五寸余，如钗股，吐球出，

---

① 凝：原作“涎”，据《奇疾方》改。

② 经：原脱，据《奇疾方》补。

③ 各：原脱，据《奇疾方》补。

饮食却吞其线，以手[①]轻捏，痛彻于心，困不可言。用水调生麝香一钱，服三日即验。

治浑身生[②]潦泡方

如甘棠梨，每个破出水，内有石一片，如指甲大，泡复生，抽尽肌肉，不可治。急用荆三棱、蓬莪术各五两，为末，分[③]三服，酒调，连进即愈。

治头面发热仙方

面有光色，他人手近之，如火烧。用蒜汁半两，酒调下，吐[④]如蛇状，遂安。

治人自觉作两人方

一同并卧，不别真假，不语，问亦无对，乃是离魂。用神砂、人参、茯苓浓煎汤，常服之。真者气爽，假者化矣。

治男子自幼喜酒

至成丁后，日饮一二升不醉。片时无酒，叫呼不绝，全不进食，日就衰弱。其父用手巾缚住其手足，不令动摇，但扶少立，欲取生辣酒一坛，就于其子口边打开[⑤]，其酒气冲入口中，病者必欲取饮，坚不可与之。须臾口中忽吐物一块，直下坛中，即用纸封裹坛口，用猛火烧滚，约酒干一半，即开视之，其一块如猪肝样，约三两重，周围有小孔如针眼，不可数计。弃之于江，饮食复旧，虽滴酒不能饮矣。

---

① 手：原脱，据《奇疾方》补。

② 生：原作“虫”，据《奇疾方》改。

③ 分：原脱，据《奇疾方》补。

④ 吐：原作“吞”，据《奇疾方》改。

⑤ 开：原脱，据《奇疾方》补。

治夜间饮水，误吞水蛭

入腹经停月余，日必生下小蛭，能食人肝血，肠痛不可忍，面目黄瘦，全不进食，若不早治，能令人死。用田中干土一小块，死鱼三个，将猪脂溶，搅匀，用巴豆十粒，去壳膜研烂，入泥内为丸绿豆大。用田中冷水①吞下十丸，小儿只用三至五丸。须臾大小水蛭一时皆死，出，却以四物汤加黄芪煎服，生血补理，方见补益。

治妇人产后，忽两乳伸长

细小如肠，垂下直过小肚，痛不可忍，危忘须臾，名曰“乳悬”。将川芎、当归各二斤，半斤②剉散，瓦石器内，用水浓煎，不拘时候多少，温服。余一斤半剉作大块，用香炉慢火，遂旋烧烟，安在病人面前桌子下，要烟气在上不绝。令病人低伏③桌子上，将口鼻及④病乳常吸烟气，直候用此药尽，看病症如何。或未全安，略缩减，再用一料，如前法煎服，及烧烟熏吸，必安。如用此二料已尽，虽两乳略缩上而不复旧，用冷水磨蓖麻子一粒，于头顶心涂，片时后洗去，则全安矣。

治妇人临产催生药惊动太早

大肉离经，而用力太过，以育膜有伤。产后水道中垂出肉线一条，三尺长⑤，牵引心腹，痛不可忍，以手微动之，则痛欲绝。先服失笑散数服，仍用老生姜三片，净洗，去皮，于⑥

---

① 水：原脱，据《奇疾方》补。
② 斤：原脱，据《奇疾方》补。
③ 伏：原脱，据《奇疾方》补。
④ 及：原作“令”，义不通，据《奇疾方》改。
⑤ 长：原后衍“之”，删。
⑥ 于：此下脱一叶，据《奇疾方》补。

石钵臼内研烂，用清油二斤拌匀，入锅内炒熟，以油干焦为度。先用熟绢段，约五尺长，折作结，方令稳重。妇人轻轻盛起肉线，使之屈曲作一团，纳在水道。中部用绢带兜裹，候油、姜稍温，敷在肉线上熏。觉姜渐冷，又用熨斗火熨热，使之常有姜气。如姜气已过，除去，又用新者。如此熏熨一日一夜，其肉线已缩大半，再用前法。越两日，其肉缩入，入腹中，其病全安。却再服失笑散、芎归汤调理。切不可使肉线断作两截，则不可医矣。医者须要小心，不可糙暴。反此，阴阳一隔。

一居民逃避石室中，贼以烟火熏之，欲死，迷闷中摸索得一束萝卜，嚼汁咽下而苏。又炭烟熏人，往往致死。含萝卜一片着口中，烟气不能毒人。或欲曝干，为末备用亦可。或新水擂烂干萝卜饮之，亦解火毒。

一自行攧穿断舌心，血出不止。以米醋用鸡翎刷所断处，其血即止。仍用真蒲黄、杏仁去皮尖、硼砂少许，研为细末，炼蜜调药，稀稠得所，噙化而安。

一身上及头面上浮肿如蛇状者，用雨滴阶磉上苔痕一钱，水化开，噙，蛇头即消。

一病人齿无色，舌上白，或喜睡，不知痛痒处，或下痢，宜急治之下部。不晓此者，但攻其上，不以为意，则下部生虫，食其肛，烂见五脏便死①。烧艾于管中，熏下部，令烟入，更入小雄黄良。

一人被蜘蛛咬，腹大如孕，其家弃之，乞食于道，有僧遇之，教饮羊乳，未几日而平。

一妖魅迷惑病人，不肯言见。方用鹿角屑捣末，以水调服

① 死：此字前内容脱，据《奇疾方》补。

方寸匕，即实言也。

一蛟龙子生在芹菜上，食之入腹变成龙子，须慎之。用锡末、粳米、杏仁、乳饼煮粥食之，三服即吐出蛟龙子，有两头。

一鬼击之病，得之无渐。卒者如刀刺状，胸腹内切痛，不可抑按。或即吐血、衄血，一名“鬼排断白大头”。取热血一升，饮之。

一马希圣，年五十余，性嗜酒，常痛饮不醉。糟粕出前窍，便溺出后窍，六脉皆沉涩。与四物汤加海金沙、木香、槟榔、木通、桃仁，服而愈。此人酒多气肆，酒升而不降，阳极虚。酒湿积久生热，煎熬血干，阴亦太虚。阴阳偏虚，皆可补。

按：此人中年后，阴阳虚时，暂可活者，以其形实，酒中谷气尚在，三月后其人必死，后果然。

附录　继周秘传神仙巧术各色奇方卷之四

江湖散人　仰周　王武烈修
黎川散人　惕吾　江朝仰补

追赃法

凡被盗，不知贼人姓名，但以戊辰日辰时，即往本坊社令坛内，用金银钱一百，于坛内请明焚化，取土一合回家，谓之“买里社土”。用鸡子清和合灶心土一合要本家灶中的，用酒调开，涂于灶门口。

咒曰：“厶年厶月厶日失物，不知贼人姓名。今敬买社令土，烦为九天司命云雷灶君追摄贼人。涂左病左，涂右病右，涂额病额，速现真形。”叠祝三次，用香纸一大会回谢。三日内看是厶人颊上生疮肿烂，即是贼人。追赃给主，即去灶门上土，回复灶君社令可愈。不然一月内即死。此事不可轻行，怨重。戒之戒之。

断鼠法

以冬月上旬取鼠头一个，猫头一个，并烧之，以黄布囊盛之，悬于东南屋隅，其鼠永不至也。

毒雀法

取狼毒、胡椒浸水三五日，后将米谷浸涨，三日取起，与鸟雀食即死。加马钱末，糊末拌之尤速。不信以鸡试之。

又方

用生草乌擂生酒，浸米谷或饭至涨透，以马钱末一两，胡椒末五钱，斑蝥五钱，共和匀，拌食米谷饭，撒于鸟雀来往处，食之即死。食鱼者，将药入鱼腹中，皮上不可有些余药，则不食矣。

毒鱼法

用葱管灌生蜜少许，两头以线扎定，鱼食之即死。

又方

用鱼摘草一味捣烂，入水中，鱼闻气即死。

又方

用川巴豆二斤，净，草乌半斤，青矾二斤，用白水浸一宿，漫火熬至渣①黑，捞去滓，又熬成膏。取起，入雷藤末于膏内，为丸如鸡蛋大。每毒长河，一丸可当桎枯末五十。但雷藤末要三五斤，晒燥为末听用。临用于上水急处洗，溶入江内。此方不可轻传于鄙辈，损行。广东有此药，卖药一丸，银一分，名曰“净江子”。

召兔法

取虾蟆一个，杏叶二斤，捣烂，合烧于山中。二十里之内，有兔皆来聚也。术人用此，以为有道云。

召蛇法

取野鸡屎为末，烧烟。远远近近，群蛇皆聚。术人用此以骇凡夫。欲遣去众蛇，以雄黄末烧之即退。俗子以为有法云。

召鼠法

用黑犬血涂蟹黄，阴干烧之，至半夜群鼠皆聚阶前，不可

---

① 渣：原作“楂”，据文义改。

打死，只宜以帚扫出外去，只取雄鼠一枚，取去外肾一双，入黄豆二粒，以线缝定，放之，即咬绝鼠矣。又将割下鼠肾和真安息香，以雄猫屎同捣为丸，焚之，群鼠皆别去，再不敢入屋矣。

毒鼠法

用赤砒，不拘多少，为细末，以饭浸涨，陂去水干，干以砒末之食即死。但砒不宜有脚，有脚则不食矣。

退恶人法

白硇一钱　青盐一两　乌梅取肉，一两　胆矾五钱，飞　白矾一两，飞

用陈醋调为丸，如大豆大，阴干。但出外遇恶人，以一丸入口中嚼烂，当面喷之，眼目不能开也。一人可敌百人，不可轻传。

绝色春方

用一两二、三钱重的附子，开一孔，入朱砂一钱半于孔内。用原附子补塞，以丝缚定；又将大萝卜开一大孔，将附子装入孔内，又用原萝卜补塞，外用盐泥封固，用火煨一炷香。取出朱砂，另为末听用。再将原附子同老姜、韭菜同捣如泥，及入烧酒同熬成膏，作膏药如小杯大。每膏药临用时，加蟾酥一分，真鸦片一分，麝香少许于中，贴脐上。又将前朱砂末三分调酒服，一夜可宿十女，不泄。若要泄，去了膏药，临行再以浴龙汤浴之，尤妙。

用紫稍花　吴萸　干姜　蜀椒　木鳖仁　良姜　官桂　地龙　草乌　细辛　蛇床　甘松　天麻各等分

上为细末，每用五钱，煎水三五碗，乘热浇洗阴阳二物五

七次，交媾如新婚之美，妙不可言。

红铜去血法

用酸车草、地桃草、向阳嫩桃叶，各多取，洗净，捣烂，连滓汁一同安入大银窝内。即将红铜不拘多寡放在中间，上又将前药盖之。紧盖罐口，封固，入火溶化，倾入烧酒内。如前法，要溶三次。至第三次时，每两铜要下白砒三钱同溶化，清倾入烧酒内。如无烧酒，以浊酒亦妙。取出红铜，即白如银矣。内有口授①，笔未尽书。但此术不可乱行，损寿折福，只可助穷途之乏。倘然家道充足，则不可行。

作法：将前去血铜四钱，细母六钱，共入罐内溶化。临出炉之时，放锅铅二分，硼砂二分入内，倾出，看吹系任用。倘或不白，用白矾煮之即白，用冷镨倒矾内，每夬者即是红铜，言者即是银子。

大青金方

佛头青一两　山慈菇　蓖麻仁　白果肉各三钱

捣烂作一窝，以青在窝内。硼砂一两盖青上。又放鹅油二两，盖，封固，三方钉起。先文火，烔出尽；用武火一煅，其青成珠。去火取出，却用硼少入锅内，煎成有三钱半，对青金三两半任打，与出世之金无异。

白金法

将银一两，打薄成片，用炉甘石五钱，大青一钱，牙硝一钱，共为末，以鹅膏为糊，糊药于银片上。养火三日，看银如金，以后药每两用五钱点之。

---

① 授：原作“受”，据本书“黄方”中“有口授”改。

丹头：金片雌二两，用赤芹草煮三日，取为末，入硇、硼二两，打火五炷香，取起升盏如金色，为末，以猪汁为丸，如梧实大，用金箔为衣。每两用真赤金四两，养三七日，去母，再入罐，打三炷香，坠底听用，为丹头。

秘传杖疮方

久不愈者，神效。

用团鱼骨烧灰为末一两，入没药、乳香各五钱，制去油，猪膏调搽。

金鼎砒①

桃花砒四两，为末，以苦竹烧三碗竹沥，煮干取出。又将绿豆煮干，入罐，打火二炷香，取升盏听用。汞二两，用苍耳草汁煮一夜，取出。又将胡椒末煮一夜，取起听用。看前灵砒有一两，交配煮过汞一两，研，不见星，入罐封固，升打，养火一夜，再打火一炷香，取出，夹作三四厘一块。将好硬锡溶化，投灵砒，收内听用。红铜四钱，母六钱，铅花尽后，下灵药三分，燃过，去火冷定，取出。看布心。

饮酒不醉方

荜澄茄　白豆蔻　百药煎　甘草　砂仁　益智仁各五钱　葛花　葛粉　绿豆粉　家菊花各一两

上为末，遇饮酒时，每服三钱，新汲井水调下。任吃不醉。

增酒法

薄荷　良姜　陈皮　红豆　甘草　川乌　沉香　甘松　山柰　肉桂　砂仁　草乌各等分，用制法

---

① 砒：原缺，据目录补。

上为细末，酒酿来时，下药末一两。待下水时，比往时每斗米多下水五壶，酒味尤佳。不可轻传。

整酸酒方

官桂　良姜各一两　白芷　甘草各五两　白檀香　陈皮　白茯苓　砂仁　沉香各三两　角茴三两

上为细末，每十壶酒用真麻油一小杯，蜂蜜一小杯，入铜勺内煎令香熟，取起，调前药末一两，倾入十壶坛内，窨过十日，味胜麻姑①，酸气全无矣。

造片脑法

用朴硝十斤、龙脑②半斤，即是郡苏州薄荷、山柰各半斤，俱煎水去滓。先以新砖磨净，扫刷无尘，入干药水内浸过为止。提于风头吹干，以纸包砖于地上。二三日③提起，砖内纸上梅花片无数，喷鼻馨香。将罐收贮听卖。

造血竭法

明亮松香一斤　苏木膏　红花膏　紫草膏

以松香溶化，入三膏于内，搅匀，待冷打碎，即成血竭矣。

休粮服草方

芝麻半斤，炒黄　黑豆半斤，炒去皮　川椒五钱，炒　管仲三两，炒黄色　白茯苓去皮　干姜四两　甘草四两　白面三两，炒黄

俱为细末，炼蜜为丸，如梧实大。细嚼三十丸，任飨④百

---

① 麻姑：麻姑酒。产于江西省南城县麻姑山。

② 龙脑：此处指龙脑薄荷，产于苏州，因“生郡学内龙门旁”，又清香酷烈，似龙脑香，故称之。

③ 日：原作“七”，据文义改。

④ 飨：同“享”。

草，永不饥矣。

仙人饭

以黄精先用头醋炆后，九蒸九晒，收贮。可以疗饥而慕道矣。驻[①]颜益寿仙丹。

下胎仙方

寡女、尼僧、婢女有孕，可以救之。原传此方，费[②]银五两，金三钱。

用葵子三钱　苏木三钱　樟脑三钱　大黄三钱　红牛膝五钱　麝香五分　蓖麻子五钱

上为末，用蝼蚁煎汤，打稀为丸，如梧实大。空心蚁汤吞下三十丸。如无蚁汤，用独脚莲擂酒吞下。又用独脚茅夹麝上之，晚下即落。

又方

大眼根夹麝上，尤速。俱有口授。

勾汞金法

出土成功汞一两　倭铅[③]二钱　硼多用亦好。

金蝉蜕壳方

枯矾一分半　淮盐炒过，一分　白砒二分，生　硼二分半

上为细末，用四六勾，盖面，待冷定取出。程合川方。此方不及六白头妙。

---

① 驻：原作“注”，据文义改。

② 费：原作“废”，音同而误，据文义改。

③ 倭铅：原作“錗铅”，据下文“雄茅方”中“倭铅”改。

六白头方

硼一钱，生　枯矾一钱　白甘石六分，生　白砒七分，生　轻粉八分　滑石三分　硼砂三分

上为细末，每用四六勾定，铅花净后，待铁花上时，退火，用药末盖面，以盖过为度。只可多，不少。待冷水起，不可水淬。

又方

文房砒一钱二分　硼二钱　淮盐炒，三分　牙硝三分　轻粉五分　枯矾一钱　紫粉二分

上为末，三七勾，绝妙。作法如前。

又方

砒六分　硼一钱　轻粉三分　紫粉土二分半　甘石三分半　淮盐二分半

上为细末，听用。但以上数方，可以知而不可行矣。损德。

出刺方

治竹木刺插入肉中不出，用桃仁捣烂如泥，敷患处即出。

泻紫霞[1]杯方

以粟米明硫不拘多少，每个用黄七钱，黄蜡三分，朱砂少许，□泻时下二味，共入铜勺内，漫火溶化如水漾。倾入杯中，荡成杯子，□后以篾圈作笃。泻时用清油抹杯内及面上，方使不致粘定不脱。乘热用刀修正口上，然后又入硫内滚口。倾完，又以香料抱养。泻时旋下香药五分，矾红五分。内有口授，谢

① 泻紫霞：原缺，据目录补。

银一两。

泻花马石法

用白净牙不拘多少，入铜勺内，烈火溶成水。用铜茶匙挑泻砖模上，取起听用。泻杯时用皮纸包定杯模，纸上开一窍子，黄泻入窍中，倾荡。此内多是口传，要见才妙。要黑的，加些铜绿在内。

假漆法

用枣根皮　乌药　苏木　柽树皮

同浓煎水。刷上二三次，干了，用熟桐油合矾红盖上，即如金漆矣。

又方

红榴树皮合苏，尤妙。不用矾红。

泻神砂杯法

用白蜡七八钱　黄蜡五分

先将新紫草入热清油内，浓煎至紫色，然后随意加减多少，以极红为度。勾入前二蜡之中，如造紫霞杯法，或内入神砂末，尤妙。

妙甚练丝方

每用红铜五钱，薄薄打如纸样，收入小爵杯中。入朱底汞一两，拌匀过一宿，入混元球内。临入球内之时，入白砒末一钱五分。若是客铜，只是一钱半；若是炉底铜，再加白砒五分拌匀，一同入混元球内。先用温火煨，至元球口干，取出，看无缝坼为度。如有缝坼，再将盐泥、石膏封固，一同烈火炼至球红，又退火。再将二球入风箱炉内，打武火一炷京香，取出待冷，开球内，夬白如银，取起听用。然后用母三钱，去血夬一两，入紫粉罐内煎溶，倾入系槽，即成一两三钱练丝矣。任錾任烧，神妙无比。原传只用紫粉作罐，上下封固，吾以混元球代之，亦可造。混元球法有，在《继周心纂》上。

喂猪方

贯众二斤，好酒一并炒干　苍术一斤，米泔炒　甘草一斤　黄豆一斗，炒　糯米一斗，炒　食盐半斤，炒　麻姑一斤

上为细末，每用一碗入食中，一日三次。一月内即大如牛。

铳药方

极好牙硝十两　黄一两八钱，带青色者佳　柳炭二两二钱

上硝、黄每件须另舂至极细，用密筛斗底过，各秤实在。然后合上，用木杵，木臼内用水洒略湿，用力杵至三千杵。少干，即洒水。舂至极滑如和面，然批小片晒干。进铳之时，以纸包弹子进入，以弹子轻重为药之多寡。如弹子三钱，药亦三钱；弹子二钱，药亦二钱。不可失于轻重，要与药相称为好。和药不须烧酒，但此方须秇之学，打时于壁上画圈，取离三十步打之，及打中，又移四十步；又中，其移至七十步为止。药线：将此药研细为之。凡大小佛狼机、鸟子铳、地雷、奔枪，俱依此方。只以铳之大小斟酌用药之多寡与铅子重轻为率。

箭远：硝一两　黄七分　炭五钱五分

起火：硝一两　黄二分半　炭二钱半

灰枪：硝一两　黄三分　炭三钱

引：硝五钱　黄二分　炭一钱一分半

铳：硝四两　黄二钱半　炭一两

鸟铳：硝一两　黄七分　信三分　炭二钱八分

白方

鲇鱼每重一斤，白砒四两，半夏二两，二味为末，入肚内，缝口，用槌熟溶泥做成球样，封固，晒干，无吉将来。以砖二片列两傍，以此搁于中间。下面用武火一炷香，再以糠头漫漫加上，用微火二炷香。只待冷打开去泥，及内余物俱为细末，每铁一两，此末三钱三分，以次投下，倾入烧酒内，只有九钱为佳，每以对重作用为佳。

黄方

用鸭头绿矾二两，为末听用。陆续入益母草、荆芥煮水，死汞一两入土埋一宿，取出配死过铅。每死定汞一钱，用死倭二分半，官硼三分，倾出，任打首饰器皿。有口授，此内每言黄者是金，白是银。

雄茅方

鸡冠雄黄半斤，打碎如豆大，青布包之。用菖蒲十斤，捣烂煎水，将黄入内，悬胎煮，陆续添蒲水煮一日；用生姜汁一酒钟，倾入黄袋上，又煮一夜，取起听用。次用活真武蛇一条，如无此蛇，别蛇亦可，不可打死，去血，将黄袋从口而入肚内，连蛇入大瓦瓶内，将水入罐内炆煮，待蛇熟为度，取出去骨。仍将本肉水煮干罐，取出研成末。又用煎出鹅油一碗，将雄末入内搅匀，入砂锅内煮成一饼，取出研末听用。将末入阳城罐内，如法封固，打香三炷，冷定取出，升上灵药，共该三两，听用。每灵药用母一两五钱，打成银盒张之，仍封口。用白飞矾三两，火硝一两，共为细末。用阳城罐一个，先将硝、矾一半入罐内，将银盒放于内，又将余硝、矾盖盒上，如法封固，入灰缸内。三方一鼎，火俱要留孔顶上一处，亦用火隔四脚。

将煤炭及硬灰共杵烂作饼，重一两。四处四个共四两重。养三七二十一日，炭尽又加，仍前如法。待日数完，冷定取出，去银盒，又换阳城罐，如法打三炷香，冷定，取出灵药听用。每灵药一两，加粉霜三钱，死硇二钱，死硼二钱，死砒一钱，共研细末。又换阳城罐，入药在内，如法封固。打文火二炷香，武火一炷香。如用武火时，加炭大肚上，离口只余二指为度。武火时，盏上用水救济，冷定，取出灵药听用。每红夬七钱，母一钱，共化一处，煎如青汁，用灵药三分，开火点上用。看九七成色，冷定取出。妙甚。

打粉霜法

汞一两　火硝一两，炒　食盐一两，炒　青矾三钱，炒　枯矾一两

连汞共研，不见星为度。如法升打三炷香，二文一武，火水济，盏上香完，冷定，取出听用。

死硇法

番硇砂一两，为末，用大虾蟆一个，将硇入蟆肚内，将紫粉泥包蟆三四重，固济晒干，以糠火煨半日。待冷，取出打去泥，用蟆为末，连硇共为细末，入阳城罐封固如法。文一武二，香依前，冷定，取起盏上灵药听用。

死硼法

硼砂一两，用母一两，打薄片，将硼末拋上，火内炙枯，取起听用。即妙，即妙。

死砒法

用白砒一两，用五毒草、川乌、草乌、南星、半夏、狼毒煎水，青袋包砒，悬胎煮过三炷香，冷定，取出研末，加绿豆

粉四两，共研一处，入阳城罐内，依前法打三炷香，取出灵砒听用。

法制半夏

大半夏一斤，石灰五升，将滚水淋石灰，澄清，将半夏浸七日，取起晒干；又用皂角五斤煎水，浸七日取起晒干；又用薄荷、甘草、五倍子各二两，煎水，煮半夏三炷香，浸一宿，次日取起晒干；又用明矾水煮半夏三炷香，过一宿，取起晒干；又用生姜汁浸一夜，次早取起晒干；又用薄荷半斤、甘草四两为末，将半夏切碎，共盛入罐内，入土埋三日三夜取出，兼半夏任服，甚佳。不切碎亦可，大能化痰清气，止呕助脾，大有补益。

造玛瑙屏风

用砂上白鹅卵石十斤，去粗皮净；石膏六斤，二味共研细末听用。明矾四斤，锅内化开，将石末投入矾内搅匀。入硇砂五钱，为末，在内搅匀，用好光平杉木板二片，将砂脂擦极光，用黄蜡光彩板，要桌子般大。将三味倾入板内，四围将绵绳围住，上将板盖之，待冷取下板，取起其物，或画红色，用水调银朱；或画黑色，水调靛花；或画黄色，水调藤黄。白色是本色也。或绿色，水调铜绿。画完，再将原杉木板盖之，连板于微火上烘之久久。勿令大火。听其画影入屏内，开，令冷定一宿，次早将木贼磨光，久久打磨光彩。又将荷叶烧灰搽光，又将白蜡打磨。巧妙在人，笔不尽书。

夜行装身法

将前面衣左扎一襟，两手俱有诀，在口授咒曰："此身不是非凡身，兼班仙人是吾身。头扎红巾遮日月，身披金甲镇乾坤。

手提钺斧游三界，脚踏祥云下九天。天下桥梁是吾造，世间木鬼是吾兴。敢有何神不顺我，天雷霹雳化为尘。天雷公护吾头，地雷公护吾足。阳雷公护吾左，阴雷公护吾右。五方蛮雷使者，不离吾身左右。急急如律令！”一气默想七遍，任夜行，神鬼不敢迫。

护神童打棍法

用剑诀书字。凡降，请要斋饭一碗，净茶一盏，盐一碟，稻草一盘，净水一碗，白纸钱三张，香三枝。要见得是厶府厶县厶都图厶社里厶主祈请，及呼童子乳名。令二童子捻拳闭目，左脚书“轟”字，右脚书“犇”字，号丢童子脚下，咒曰：“志心皈命，礼奉请龙王来护体，我今有请马、赵郎、关王提起钺斧头，旧伽蓝[①]一心拜请金刚老祖、长棍老祖、短棍老祖，七十二位老祖，风母夜丫、火母夜丫、杨文广、杨五郎、杨六郎、杨九郎、孙行者、猪八戒、花关索[②]、鲍三娘[③]、金不换小姐，喜发台铭，林老师父，打起来，隔山叫，隔岭应；隔河叫，隔水应。千处有请千处应，万年香火万年灵。请动老师父，令各童子习武艺。开通门路，急急降临。”如打不住，只喝童子乳名即止。

断蚊虫法

用水一碗，以剑诀书：“鲐、魍、魁、魈”四字于水上，

---

① 伽蓝：原作“茄蓝”，形近而误。僧伽蓝摩的简称，即僧众所居住的园庭，亦即寺院的通称。

② 花关索：《三国志通俗演义》中的民间传说人物，相传为关羽第三子。

③ 鲍三娘：原作“鲍王娘”，据文义改。为关索之妻。《四川通志》：“鲍氏者，关索之妻也。”

又写“䨻”一字盖于碗上，又写一个于扇上，“䨻”以近壁，存想自己是老君，壁上是血湖。然后于壁上写“血湖”“血海”四字毕，将水放床下，用扇盖之。咒曰：“五月五日，吾芝茅山如来老君赐我一把扇，一扇天云散，二扇地尘飞，三扇人身爽，四扇蚊虫绝。你为鬼子母，磨你化为尘。散在人世上，半夜闹天明，被人将扇打，一命丧幽明。吾今收伏你，任你自纵横。付入湖海内，从今乐自宁。”初夜念七遍，以后只一遍。次早收之，将扇揭起，一扫出于门外。念云：“从今不管人闲事，任你白鹤上青天。”仍书“血湖”“血海”二字。近围不可轻视，做时不可与人说，说则不灵。

接纸方

罗底上飞面，白及磨，调水对接即住。

千里马

细辛　草乌　防风　荆芥

上为末，放鞋底上，日行千里也不脚疼。轻而且快，一行二百里。

拂字方

白硇一钱　白龙骨一钱　枯矾一钱　大鹰屎①一钱　乌鸦粪一钱

共为细末，先将烧酒搽湿，然后上药，用纸盖之，揭去字落。

又方

鹰粪三分　草乌五分　硼砂五分　矿灰二钱，烧过酒泡过　野芋

---

① 鹰屎：原作“莺屎”，据下文“又方”中“鹰粪”改。

头八月采，一斤

捣汁和成饼，纸包，阴干听用。临用时，将西瓜水湿之，填上挽药，面上印干，其字即落。

丢泡耍法

松香一钱，细研用，碱水一钟，搅匀，以竹圈子蘸，丢之，泡分红绿。

治骡马猪瘟

川乌　草乌　白芷　丁香　瓜蒂　胡椒　麝香　牙皂各五钱　雄黄一钱　朱砂一钱　樟脑五钱

上为末，吹入鼻中，马用一钱，驴用八分，大猪五分，中三分，小二分半。大有神效。

断臭法

可以停棺压臭。涂南龄传。玉笔诀：将大拇指压倒中指及点盐指，伸无名指及小指书字。

土厶加一水㊐法送君十万里，玉笔书一字，臭即去矣。

三人共一行㊐術夹木在中央，玉笔书一字，虫即去矣。

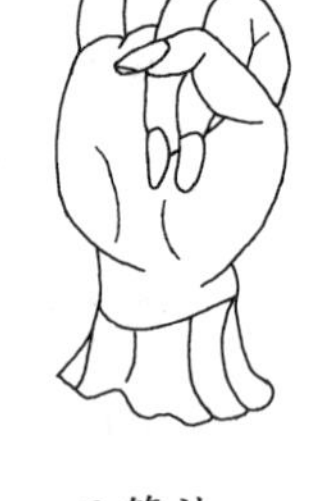

玉笔诀

中间一土盖午祥㊐土巽□棺上，有口授心传。此一锦不用玉笔，只用神笔□王文，闭目干鼻，上取土气盖上。

咒曰：唵啊呢嚎口嵬哦啊啰呢，口念《金刚经》，念起《金刚经》无千万数，见我来时，有神通结断三界。唵咛哩咛娑婆呵。闭气念三遍或七遍，要一气念。闭气才灵。

治痢仙方

用高山石崖上石菰子，不拘多少，炆酒食，二三次即效。又可治小儿痘疹不充顶及危笃不涨者，首尾皆可服之。用水煎服即效。

截疟仙方

用敷盐紫根剉碎，用鸡蛋一个，同炆酒一碗，未发先一时服即佳。

住夜啼法

令小儿心头书。用哑将诀，书“井”，念[①]：开天门，闭地户，留人门，塞儿路。闭气书七个㊀死字于“井”字内，书毕喝㊀住，哑将诀：是拿拳出大指。

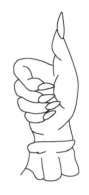

哑将诀

上等茅方

生甘石三分　白砒六分　硼砂九分

三味共为细末，收起听用。一要硬地煎，将对冲，四六勾定，只是干煎，不可用黑铅。待银与央红时，入倭铅六七厘，共母铁勾定，入一钱，入倭点化，用煎药盖面。冷定，取出听用，不可入水。甘石要生的，如黑色者，但煅过铜的，如□脑髓者。原传内有轻粉五分。

飞白法

胶四矾三石燕七，各自煎溶然后合。后将石燕磨七下，候干涂墨真第一。

---

① 念：原在“井”字前，据文义乙正。

胶四分，矾三分，各用水半小杯，火溶了，然后合成一家。将石燕重磨七下，随写甚妙。不可加减分毫。邵武周干斋传。

金蝉蜕壳方

硼六钱　白砒四钱

共为细末，入勺内，明火煅过，烟尽倾出，如琥珀色者佳。称过前药，每钱入轻粉三分，枯矾五分，硇三分，滑石三分，甘石五分，作法同前。

洗镜药

九毫锡九分　汞一钱　生白矾三钱，另研细末

夏秋矾只是二钱半，太多了作热，不好用。合成药，要放冷，地下走方洗。锡只用八分。大凡锡溶之时，勾汞不可再见火，即要拿开。又不可与矾同研。研了，即洗镜不开。还有口授。

下肠头妙方

甘石煅过，五钱　没药一钱　乳香一钱　雄黄一钱　朱砂一钱

共为丸。放一枚于肠内，即不下来。

又方

肠头周围用三棱针针，已下破血即消。

剃头不用金刀

风化灰三钱　石黄一钱半　樟脑七分半

共为细末，水调成膏，搽上一伏时，用竹刀刮之即下。

治痔瘘枯药

蟾酥一钱　白砒五钱　白矾八钱　朱砂五钱　没药五钱　乳香一钱　冰片五分　轻粉五分　硼砂五钱　雄黄五钱

上为细末，津液调开，敷上痔头，一日三次，换去旧药。三五日即枯硬。作法于前，此特一枯药耳。

雄茅方

用雄黄一钱　炉甘石一钱　硼砂二钱　砒一钱五分　水银一钱　白矾二钱，火煅　白盐一钱，□炒　石灰三钱

上为细末，用前去血铁五钱，细母钱[①]五分，入灰池溶化。不化时，入倭铅五分入内溶。去火，将前药盖面上，用冷灰盖之，待冷取出，捶去面上□。妙不可言，任用。不可轻传。

治瘴猪方

川乌　草乌　常山各等分，制　狗头骨存性，对入

每用一钱，将米泔调，灌入猪口内，其猪即睡。一时之后，再用牙皂、细辛、雄黄为细末，每用一钱，吹入猪鼻中，即吐涎。立效。

鏌[②]金方

用红夬一钱，先溶　倭铅三分，后入　硼三分

入炭锅内溶化，倾入油鐨内，即是赤金。任打任烧，打造出色，同汞金法。

白夬去铁法

白铁不拘多少，入炉内化清。用山慈菇、硼砂、硇砂、倭铅，各随铜多少加减，丢入炉内，侍清，倾入烧酒内。如此数次，软如绵。将此制过白夬五钱，母五钱，倭一钱，硼一钱，临出火再加硼一钱，开面，以湿纸盖定。出火，待冷取出，任

---

① 钱：此前疑有脱字。

② 鏌（zhuì 坠）：同“锤”。《五音集韻》：“鏌，同鍾”。

押任鋻。即看细系呈色，三七勾尤妙，四六亦可，对勾次之。但不可轻用，损德。

威灵豆蔻丹

治喉风口噤，牙关紧闭，咽水不下，命在须臾，气将绝者，用之神效。即时开关。

威灵仙一钱，酒蒸，九蒸九晒，去心取肉　肉豆蔻去油，五分　牙皂三分

上为细末，每用一分，用乳汁调，浸半个时辰，吹入鼻中，即开关后用。

咽药方

孩儿茶一钱　硼砂一钱　大黄五分　轻粉半分　枯矾半分　黄连五分

六件为细末，用竹管吹喉中即消。倘或入肚，毒气攻心，腹痛心疼，胸紧气盛，用吊痰丹吊起来，自然毒不入腹中，即吊上来。

毒老鼠仙方

人言　硇砂　江子　斑蝥

共为细末，用生葱与蜜擂烂为丸，如梧实大。用米粉作骨，炒豆末为衣，食之即死。

又方

人言　草乌　南星　江子　牵牛　甘遂　甘草　川椒

上件为极细末，将炒麦粉为丸，再用炒豆雪为衣，食之即死。

起火

名冲天箭，又名神衹箭。

硝一两　黄二分　炭三钱

要紧打深锁，安引要直，内箭要二尺长。

金丝菊

硝一两　黄四钱　烟二钱，生　信三分

描鸾镜方

白银床石一两　大翠砂一两　真千叶雌一两　血明雄黄一两　汞三钱　槟榔制死　黄精石一两　乏兰一钱　朱砂一两

上为细末，用蛊水调均画上。先将钱试，若过铜钱背为妙。过背不得加陈醋一分，调均画上。此方不可乱传。原谢银一两，绢裙一件，作银八钱谢师。

洗鸾镜方

汞一钱　上等九毫锡八分

先将锡称定，用铫子乘定，火上溶化。取出乘热参汞在内拌均，后入明净白矾生用，末，三钱正，同前汞、锡一齐拌均，将镜洗净，磨至面上略热，用药随意点上，再入猪饭匙骨①灰，看前药多少效入，洗开无误。

常镜不用硼砂，只是锡八分，汞一钱，生白矾末三钱，骨灰用猪饭匙骨上断②薄的，下断厚的不用。将烈火煅过至雪白，擂烂，用水飞过四五次方可用。凡洗药及骨灰，最要细嫩方可，□则有痕难去。

烧乌金方

硫黄一分　黑铅一分　红铜五厘　纹银五厘　硼砂少许

---

① 饭匙骨：即肩胛骨。

② 断：同“段”。《释名》曰：“断，段也。分为异段也。”

上五味共溶，出火捣碎如粉，听用。若烧乌银，将器物上随意錾开，将前药填满所錾之处，再入火内一烧，合了火色之时，即取出待冷。用细嫩青石磨开，自然明白。若烧乌金，将本质上随意打沉些，将前药完全填满，中间故事随意錾去，再将足色金打至薄薄如纸，随意錾成，帖在乌药控处，里下随意用些硼砂焊定，入火，待合火色即出，磨开自然明白。巧妙在人，未便抄入。

造逡巡酒方

三月三日取桃花三两三钱　五月五日取马蓼花五两五钱　六月六日取芝麻六两六钱　九月九日取菊花九两九钱　腊月八日取水八升　春分作面十斤　杏仁一百个

共为细末，捣成块子丸如鸡头大。用绵吊在有风之处阴干，过四十九日，遇有客来，用热水一瓶，将面一丸打碎，放瓶中封固，即时便成酒矣。此系仙传，不可轻泄。

灯头灵汞

用白砒不拘少广，为极细末，用蜜少许，调作饼子，用薄纸包定，放新瓦片内，火上慢慢焙干，至坚硬为度。又不可至焦，枯则无用矣，最要得宜。研有黄色为度，黑色则不可用矣。每用六母四铁勾销。每勾定，细母、红铁共一两，则用灵药一钱。待铁花净后，入药盖面。待药花烟净，将水湿火纸，掩面退火，任打造首饰、酒器，妙不可言。用白矾、乌梅煮洗，自然软白。誓不再传。罗洪洲方。

若要焊时，可用小焊，或锡溶时要下硼砂。

作用法

又可上灰池煎。但灰池要硬池，不可下一毫铅在内。但用四六勾定，然后用烈火入硼砂少许同溶，即将前药点开，用水纸盖面，退火取出，将麻磓打面作布，随时旋押听用。不可轻传。谢银十两，誓不轻传，倾系亦妙，亦妙。

点化灵丹

雪白铁实没脚砒一两　文房草一两，根、枝、花、子、叶俱全用，要新鲜的，捣碎　细花烧酒十两

上三味，俱各秤足，不可多少。用铁勺乘酒，将草、砒一同入烧酒勺内，煮至酒干为度。再略炒一炒，至草干时，去草不用。将前煮过的砒，入混元球内。将厚土封固，待略干，入粟米火内养一宿，取出灵药块子听用。此灵药不必研烂，只是用原小块子钳入，用五五勾定一钱，销入药四厘，开面。不可多用，多则不如法矣。造混元球，用顿土黄及千里马灰同炼熟，最要硬软得宜。不可大软，不可大坚。周围封固最要谨密，使不迸拆。勾时母五钱，红铜五钱，灵药四分，待铅花化后，将药赤身点入面上，随即将盖子盖定，用冷灰一浴，待冷取出听用。但前养药粟米火，即是糠头火。如无糠头火，以鱼鲊火代之。但此火不可太猛，不可太缓。发一夜，温温不息为妙，不然不如法矣。此方在水边立览，不可传与非人。厚谢十两，要传有道真人。裘继峰心友立誓，轻传者，天地不盖载，衣食不充足矣。又去赏手银三钱，倒水莲一根，三钱重。如无文房草新鲜的，以干的用之亦好。但湿的一两，干的只用五钱。烧酒不论轻重，只要浸过为度。

首饰灵①茅

用川江子半升或一升，去壳取仁，将竹管于漆桌上碾出油

① 灵：原缺，据目录补。

末，将葛布或纱乘定，扭出油来，乘起。白雪砒不拘多少，为细末，将前巴豆油浸涨晒干。又将前油再拌涨，又晒。如此三次，方将新瓦片上焙干，至极硬为度，取起为末听用。每用四六勾销，任打酒器及首饰。抽丝其软如绵。但不可以烈火打，只要梅杨红为度。溶时要下硼砂，及水纸盖面，退火。誓不再传。原谢五两。倪参军传。每两用药一钱点化，妙。

治瘟猪方

用皂角五钱　细辛五钱　麝香少许　雄黄五分

为细末，吹入鼻中，打涕即愈。后用绿豆、黄麦擂水，灌入即愈。

辟蚊虫方

用自死鳝鱼三五条，妙在此一味，烘干　夜明砂一两　苦莲花一两　闹阳花　赤脚砒三钱　黄荆芥二两　雄黄一钱　细辛　白芷各五钱　樟木屑三两　自死鳖鱼一个

上为末，每夜用一钱，卷做纸条。每夜一根燃之，其蚊虫不见矣。又可熏臭虫、水虱。

秘传六白头金蝉蜕壳

誓不轻传。

真轻粉三分，生　白砒六分半，生、赤者不堪①用　雪白甘石三分，生　白矾枯过，五分　硼砂一钱，生　白滑石一分半　一方有盐精三分

上为细末，每五五勾销。待铅化净后，去盖火，将药盖面，要盖过为妙。露开了，又加上些药，再将火燳干，盖药，取起，

① 堪：原作“甚”，形近而误，据文义改。

待极冷后取起听用，即成柴照布矣。

秘传菊花茅

汞一钱　朱砂一钱　硼砂四钱　牙硝四钱，一方有文蛤八钱　白砒□钱　硇砂二分　菊花二两，为末一两，打底一两，□□

入阳城罐，用石膏、盐、醋调，封固罐口，留一小窍放烟。待青烟净，白烟起时，即封罐口，打火三炷香，后用盖定，开面盖药。硼砂一两，白砒生用，五钱，为末，热火炼过听用。五五勾销成至宝。内有口授。

救贫丹

文房砒一钱二分　盐晶三分　硼砂二钱　轻粉三分　枯明矾五分　紫粉土一分

共为末，盖面不拘多少，要盖得过，将火燣干，待极冷，取起听用。作法同前，故不再赘。

白雪开红茅

雪白砒六分，不可少了　明硼一钱

二味共为细末，用瓦乘定，火上焙至烟净，如枯矾样，轻松为度。入后药：真水银粉三分，牙硝三分，紫粉泥二分六厘。内有口传心授，不得真传，亦难下手。

上共同一处为极细末，用五五勾销。待铅花净后，入前药五分盖面，冷定取出，捶去药壳，开面任錾、任留日久。

原谢银八两，誓莫轻传无行之人。先师有誓，口吐鲜血，要传有德有道之士，才不招谴。裘湣兄心友誓传。

拂字法

用鸡蛋开一小孔，去白，用白硇砂三钱入内，以蜡封口，外用纸糊，亦可与鸡母抱二十日，取起。临用时，将手指蘸白净水打湿字上，后将药少许盖倒，候干了一拂，吹之即去，无迹矣。

吹丝方

以倭铅不拘多寡，一两或五钱，碎斩入铁勺内，用火熔化。待略略见有青烟起时，忙将清水黄蜡一小碎块，看铅多少加减，生猪膏一块，头发一小块，抛入勺内，看头发溶成油，将倾入干净地上。待冷取起，即是丹头生用亦可。每用细母六分，碎錾，铁丝三分，碎煎，丹头一分，共同一处入炭锅内。多用硼砂盖定，同溶，待成水时，再下硼砂一块，开面。待硼砂溶净，用水退火，雪白即吹丝矣。此方不可轻传，原谢银拾两。

软白铁丝法：将铁丝烧红，用生猪油捋过三五次，即白如银、软如锡矣。细煎听用，随便上槽倾泻，妙不可言。

银金方

千叶雌五钱　明雄五钱　雌黄五钱　黄炉甘石五钱　硫黄五钱

上五件共为粗末听用。用蓖麻子三两，去壳取肉，听用，草鹅油二两，羊油三两，但有预先取起，二油皆入铜勺内，煎出油去渣，却将蓖麻子入油内煎良久之时，加上水一大杯。待水气将干，蓖麻子黑了，即退火冷定。将布滤去渣，取油收贮听用。此油过一年也不坏，将前三黄药入油拌匀，拌匀却入铜勺内煎，微微火，不用大火，待药黄气烟转，即连勺取出冷定。将勺内药入土釜内封固，养金粟米火三七日足，夜间不用。进火完，取出土釜，打开取出内药结成块，夹开如白蜡样，炒为末，称过，每有药一两，加上大青三分，金翠二三分，共和匀，入固济罐子内，铁灯盏盖封固。三炷安息香，二文一武，武火之际，擦水救盏。待香完退火，合定开罐，取盏上药，名“灵药”。取罐下浊药，炒银用。

炒银之法：取足色好银九钱，夹碎如豆大，放铜勺内，下浊药三钱，炒银。待药气化成黑灰，取出银，去灰。又将银入勺内，如前下药三钱，待成黑灰，取出银，去灰，再入勺内，又下浊药三钱，炒银。待药成黑灰，取出银，去灰，将银来看，即如金色。里面亦黄。

作金之法：取泻金罐一个，将真正六七倒赤金一钱，用前炒过银九钱，共入窝内熔化。略下硼砂二三分，待内如水一样清，即下盏上灵药三分。待药气化尽即退火，连罐取出，倾金在槽内。冷定取起，即是真正四倒价金。连前再行二三次，一样溶，一样倾在油槽内。不误。此金任凭银匠过盐泥、打造抽丝、出色，无误也。此方不可轻视，慎之，慎之，非人莫传。江龙溪方。

四六勾销打首饰方

白砒一两　白牙硝七钱　白矾三钱　硇砂一钱　银翠五分

共为细末，取紫粉罐一个，放药在内。上以一罐盖封口，用铁线扎十一二转，外用泥包裹一寸厚，待阴干，入大炭火内打三炷安息香完，取出埋在土中一七，取出听用。

煮铜之法：取蟹壳红铜一两，将酸草一两，黑骡屎晒干，五钱，硇砂三分，共和调入土罐子内，入烧酒在内，以浸过为度。入火内煮，待内酒干，取出听用。

对银之法：取足色银六钱，制过红铁四钱，共入炭窝内溶化。待溶之时，即下药一钱五分。待药气化尽取出，倾银在水内，取起雪白。把银匠打首饰，如烧三五次，黑了，可梅煮。又烧打，任凭打造器物，无误，无误。

汞金方

先取新铁铫一个，旧的及打的不中用。取夏枯草并花椒不拘多少，同入瓦罐内，煎水一二碗，要浓煎水，取去滓听用。桑白皮煮水可用。取水入铫内煎滚，入汞一二两于铫内，每汞一两，下胆矾三两，为细末，陆续添入，以竹刀时时刮起，看内死如豆腐渣一般，倾出于梭布内，二人扭而又扭，下以碗剩定，活的在[1]内不出，且收起。将活的又煮死为度，共作一团，用酸车草多多取汁洗汞，放手中，洗去绿水为度。又将布滤过，二人扭而又扭。死者在布内，活者且收起不用。取死汞作一团，将白纸重包，埋黄土中一宿，次早取出，夹碎听用。

制死倭铅法：将倭铅作一二分一块，每铅一两，下牛骨灰一两，和匀入铁勺内炒，待骨灰黑了，倾出倭铅听用。

勾铅入汞法：每死汞一两，下制过倭铅二钱，和匀，入砂窝内。大火溶化之时，即下硼砂一钱。待明净如[2]镜一样清，不必下硼。如不清，再下硼三五分，待清，即下妇人头发一小块在内。待发灰净，即倾在油槽内。任打造首饰。有出色法，在《继周心纂》上，可参互看。

雄茅方

取明雄四两，红商陆一个，开孔，入雄在内，合定，煮过一日一夜听用。先将煮过雄黄二两，入于瓦罐内，再加匀枯矾五钱，养火一日一夜。次日打火，二文一武，二次取下，加雄黄一两，枯矾二钱半，入罐内养火一日夜。次日打火，二文一武，三次取下，加朱砂五钱，生汞五钱，养火一日一夜。次日

① 在：其后衍“在”字，删。
② 如：原作“知”，形近而误，据文义改。

打火如前日，次取下，加雄黄一两，枯矾二钱半，入罐封固，养火一日一夜。次日打火，三文二武，五次取下，加朱砂五钱，水银五分，制雄黄一钱，养火一日一夜。次日打火，二文一武，一次取起，打火后复入罐，养火一日或七日，极妙。四六勾销，用药二分。此法甚妙，不可轻泄也。

胜法

每干布心银三两　上等甘石三两，为末　官硼三钱，为末　牙硝一钱五分，为末　乌梅去核　杏仁去皮，二味不拘多少，炒俱为末

开制作法于后：用好紫粉罐二个，如茶杯大，烧过真杉炭为末，罐底内把池石打谨之，又放甘石末二两四钱，亦要盖炭为池打谨。将银子剪作二三分大片，排放甘石池上，要铜一半在内，又放三钱硼砂盖银子上，又按实硝一块，放在硼中心上。梅、杏二药围在硼四弦，又放六钱甘石末，盖在硝、硼上，盖上也用杉炭为池，水打白纸以至炭之两下相合。用铁线十字缚之，将盐泥封固，用京香三炷，文半武半为度。银子出罐，即有足色。

点化仙方

用好阳升罐一个，将黄泥、羊毛作熟，涂罐晒干，放上等好雪白白砒半斤，要去山中采酸叶伴长草，又名鱼腥草，采来取汁，放中样大茶罐内。砒用布袋之，悬在茶罐内，煮一日取出，炒干为末。如若十分无草，就采酸浆草，亦要取汁。

川乌、草乌、南星、半夏，四味为散，放罐内，亦要照前煮，至炒干为末，以入阳升罐内。灯盏梁扮，将盐泥封固，三次以为走马固济。京香三枝，文半武半，火除，以津擦水，以救盏上，待香尽为度，取出。每银一两，铜一两五钱，点药七

分半。若有草，甚妙，甚妙。

金蝉蜕壳方

好白砒二两　官硼四两

同为末，用中样大新茶罐一个，二味药放罐内，铁灯盏盖之。以盐泥走马固济。文武火炼盏热，将水斟上，炼京香为度。待冷取出，罐口上末将为点药；后收罐底内药，为捲药。火煎好银子七钱，铜四钱，点药四分，捲药不拘多少，捲放银子面上，即看九成。一方内有轻粉一钱。

重法

用朱砂为末，汞二钱，将皮纸一张，将朱砂及汞入内为条，每系银一两，炉中热之。将条系面上，传之即重。

又重方

用汞一两放罐内，每系银五两，亦放阳城罐内，盐泥封固。小小火养，一枝香为度，开即重矣。每两重二钱。

雄茅方

用雄半斤如米样大，核桃肉四两，蓖麻子仁四两，将雄和匀研碎，入固济内，上留一炷小香孔。待黄烟尽、青烟来，将盏盖住，用光石按住，盐泥封固，打三炷官香，取出冷定，打出灵药，或有一两□□，银五钱，高炉倾化铅汁，干取出，投灵药一起，放银窝绞成粉，倾在铁勺内，待冷研碎，入火种窝内。上用窝盖，用盐泥固口，铁线缚定。三丁发火，二炷武小香，取出上面灵药，如银碗一样。用丝银五钱，红铜五钱，灰池煎化，铅花过，下药三分，急急盖之。看九四五成色，上高炉倾定如前法。待等铅汁干，下灵药五分，倾在槽内，自来系成九五，呈色一年不变。

封药

瓦雪灰、炒盐各一半，好醋调封。

又方

用黄泥澄过，为细末，炒盐各半，石膏少许，醋调封。

又方

石脂、草鞋烧灰、石膏，醋调封口，妙。

以上数方，皆是封口之药。

止饥方

先用木槿叶，吃在口内，用黑豆一勺就止饥。

吃百叶法

先采剪刀草，吃在口中，任吃松毛、竹叶及柏叶，无妨。

铁布衫方

芝麻花一两　薏苡仁一两　自然铜五钱　白蜡一两　干地龙去□①，五分

上为细末，每服三钱，热酒调。任出官②，或与比势③，俱不畏。

秘传京科合香

不可轻传。巡司季尚元传。

甘松三两　山柰一两　白芷一两半　北细辛一两半　辛夷一两　独活□两　丹皮一两　沉香五钱　真檀香二两　麝香二钱　霍茅各

---

① □：原文漫漶，疑为“土”。

② 出官：指由京官调任地方官。

③ 比势：今作“比试”，较量高下之义。

一两　川大黄三钱　广零零两半　真排草二两　荔枝核一两　良姜三钱　降香三钱　速香一两　片脑五分　粉草二钱

上为细末，入蜜少许，再擂匀。若作香珠及饼，用炼熟蜜同酥合油调，妙。

铁布衫方

芝麻花一两　薏苡仁一两　自然铜五钱　地龙一两　白蜡一两

用烧酒一大碗，制过药晒干为末，苏合油调，丸如弹子大。或与人搽拳比势、出官，先服一丸，热酒送下。如不曾与人相搽，要请人遍身打之，才出药力。

肥鹅壮鸭喂鸡方

每日硫黄一钱。鹅食草者，硫研碎，每日拌饭一钱。只用硫黄三钱，养三日即肥。

肥猪方

用牛膏半斤　茴香二两　黄豆二斗

每早炒豆五升，硫黄八钱，共磨为末搀，养一七，重二十五斤。若壮了就要发卖，不可久留，留了退膘①矣。

又肥猪方

用牛膏三斤，炒黄豆一斗，磨粉，每日调入食中与他食，一餐只用半升豆雪，喂一月，猪大百斤。神效。

狗咬妙方

用冷水洗净咬处，将鸡浇沉溏搽上即止痛。就好，就好。

① 膘：原作“標”，据文义改。

白蛇缠仙方

用旋阿烧猪屎敷患处，即愈。妙甚，妙甚。

治五色痢方

日夜不止，里急后重，腹痛不止者，神效。

吴茱萸五钱　枳壳一钱，炒过　黄连五钱，酒炒　木香五钱

上作一服，磨木香刺服。为末服亦可，奇效如神。

济急八仙丹

雪白砒六分　生明矾一钱二分，二味瓦上焙干，如枯矾样，要净烟　水银粉三分，生　白滑石三分，生　枯明矾五分　白甘石三分，生　淮盐一分半，焙干　牙硝一分半，生

上为末，用六母四夬勾销，老火盖面，待冷取起，不可水淬，作法同四白头。

宝珠汞

用土豚膏不拘多少，将朱底汞看膏多少入内，同擂至死为度，造成混元球，晒干。又用嫩松毛擂烂如泥，涂上混元球内，又晒干。再将土豚膏周回涂过里面，入汞在内，封固坚牢。用粟米火养一宿一昼，取起，又埋土中一日，退火气，取出任用。

造混元球，用黄泥同草鞋灰，最要得法。

硬锡法

以硇砂、白矾、白砒、白盐等分，煮之即硬白如银，系头饼子尽可。

起字法

草乌　硼砂　硇砂　川乌各一钱半　白鸽屎　莺屎各三钱

上为末，放在生竹节内，离地二三节，用黄蜡封口。至二

七日取出，以瓷罐收之。临用时以米泔调开，依字上顺写，过夜，次日以口湿断笔嘴，洗之即去。

长明灯

乳香一两　硫黄一两　松香一两　干漆一两　黑豆末五两　樟脑五钱　硝石五两

上为细末，以生漆调为丸，如弹子大。铁线穿之，夜一丸。

染粉法

京粉十斤，将白明矾四两，煎水调坚剂，晒干细研。苏木二斤，煎水染三次，如前晒干研细。又用干红花水再染三次，干讫极红，可以参入银朱内听用。其灵嫩者，研为细末，用水四五桶澄搅，再研，不许计日。倾出心红，澄底是片珠，晒干参粉，以红为度。

升轻粉法

汞一斤，硫黄四两，先将黄溶化，下水，一处炒成形。用佗僧四两，白矾二两，焰硝二两，作面子。夏春三日，秋冬七日，将前砂子一处研匀，铁铫一个，入药在内，用瓦盆一个盖铫上。周围固济，架起文武之火，六六之时，待冷定，开盖扫药，收起听用。

温凉紫霞杯

上等硫黄煮制，一斤　朱砂　心红　轻粉　白矾　青黛　雄黄各一两，各制，研如粉　麝香　乳香　没药　沉香　木香　檀香　丁香　角茴　小茴　甘松　山柰　藁本　白芷各等一分

不拘多少，为极细末，用杯模将前药倾泻，如泻白糖样作，即成杯矣。此杯每早用醇酒酌服，善补下元虚败等症。

五色紫霞杯

用白蜡一斤，颜色及香料如前泻。有口授，绝妙。

造牛黄法

用宣连一两，将甘草同煮一伏时，去甘草，为极细末　血竭五钱　干鸡血五钱　麝香三分，三味共为细末

先将血竭末用阿胶水为一小丸，如黍粟大，次用胶水洒湿，又攒黄连末一层过，又用水洒湿，又攒血竭末一层，层层如是，以大为度。阴干，用牛胆包裹收贮。妙甚。即是假牛黄矣。做法多样，巧妙在人。

毒犬方

番木鳖一两，即马钱　胡椒五钱　盐五钱

三味共同烘燥，为极细末。将肥肉蘸与食之，即死。一刻之内。

增蜜法

用蜜十斤，入锅内溶化。将熟柿五十去皮核，捣烂，与蜜参匀听用。分外加倍甜，重有十六七斤。

圣黄蜡法

黄蜡十斤　入松香二斤　寒水石煅粉，一斤　蜜半斤　姜黄末一斤

一同入锅内溶成，倾出听卖。

圣白蜡法

先用梎桕油五斤，入锅溶化，后入石膏粉一斤，崖蜡十斤，同溶搅匀，倾出水盆，听卖。但此数事，只可知之，不可行之，行之减寿。

增面法

用麦子一斗，豆腐渣晒干三升，入磨，重罗，发则盛，有一倍之多。其味深长。

增豆腐法

用荸荠晒干二三升，为细末。待临磨之时，倾入于内。做成腐无渣，倍增常数。

又方

先用麦子一升，后浸。先浸豆子四升，涨时凑入同磨，只要得极嫩，过榨数次则无滓。又将黄荆烧灰，淋鰜水①一碗。入榨之时，勾入在内，其渣悉化成豆腐矣。

长明烛法

用槐角子二斤，八月内收　白胶香一斤　硫黄四两

先将槐子捣烂。沙窝化开胶香，次入槐末，黄末又次入，将槐条搅匀。用竹筒长七寸，如指大，灌入竹筒内阴干。去其筒子不用，每枝可照一月。神妙。

观音烛

任狂风骤雨不灭。

白胶香四两，末　槐角子四两，八月收　硝石一两，末　干漆二两，末

先将槐子捣烂，次将胶、硫等末同溶化净，搅匀，泻入干竹筒内阴干，去筒子，外以生漆漆之。可燃一月，吹即不灭。另有造法。

---

① 鰜水：原作“溓水”，形近而误，据文义改。即碱水。

神授食松啮柏法

用银系杜仲半斤，去皮，酒浸一宿，炒干为末　荆芥穗半斤，去梗　粉草一斤　薄荷半斤　生地半斤

上为末，炼蜜为丸，如小指大。同松柏叶食之，可以充饥，延年益寿。

咒水绝食法

昔有神医严丹阳，咒水绝食，曾救杭城百姓之苦。

唵霹雳太公奉敕，摄存太阴，取气一口，吹在水中。饮水时咒之：绝食，绝食，咒水疗饥，太上有敕，救度群迷，急急如令，太上老君律令敕！

休粮良方

黑豆四升，炒去皮　火麻子四升，煮烂为末

用清水黄蜡为丸，如弹子大。每日嚼服三丸，热汤送下。服至十日，寒暑不侵。

辟谷方

凡欲辟谷，先须澄心。

用黍米一斗，细炒　青盐一两，炒　川姜二两，炒　川椒二两　蔓荆子三升，炒　大枣五斤，去核

上为细末，每服一大匙，新汲水调下。日进三服。如渴，将天门冬、或生地、或熟地当闲食之，或茶汤，但不可食荤，须①酒亦可。服至百日，颜似桃花。

① 须：于义不通。书中“须”“虽”混用，此处“虽”义通。

服蒺藜法

用白蒺藜一石，常以七八月收，晒干，入石臼[①]内去刺，为极细末。每服二三钱，新汲水调下，日进三服，勿令断绝。服至一年，令人不寒不热；二年，老返少年；三年，发白再黑，身轻，齿落更生，行步如飞，真地行仙也。

造仙人酒

白糯酒一斗，官[②]蒸熟下缸，待酒酿来了，又蒸一斗。将先一缸酒酿投入第二缸内酒酿内，又将米一斗，如前造法。待酒酿来时，又将前缸酒酿倾入第三缸内。待过三四日，老辣，和糟收起。初造起手，只是常酒饼做，造成酒时以飞罗头面三两，沉香、木香、丁香、肉桂、红豆、角茴、甘松、山柰、缩砂、白芷、干姜、川椒、杜仲、牛膝、青皮、当归、川芎、粉草、藁本、草蔻各制一两，为细末，入曲并酒糟，一同捣烂为度，以不软不硬为度。如软了，以白面加减多少，丸如弹子大，晒干。欲用时，将热水一壶，投一颗，封固少时，不得走气。鼻闻酒香，则成逡巡酒矣。

造玉石法

用雪白石膏火煅，不拘多少，为末，或三斤　骨石[③]末四两，水飞　以白及半斤炆水，白矾十两溶匀，任做何物，阴干即成白玉矣。巧妙在人，若要五彩花纹，以朱砂、藤黄、大青、大绿打转，用沙鱼皮洗。

---

① 臼：原作“柏”，据文义改。
② 官：疑为衍文，于文义不通。
③ 骨石：疑为“滑石”。

造雨衣法

茯苓狼毒乳丹天，贝母苍术等分全。半夏浮萍加一倍，九升水煮不虽①添。温温慢火熬干净，雨下凭君到处穿。莫道草衣原是纸，胜如披着数重毡。任大雨不透也。

五色紫霞杯

硫黄一斤，灵草三两，将荷叶包定，白水煮过三时，取出，只用硫黄一味，和合朱砂末一两，入铁铫内溶化。再乳、没各四两，沉香一两，木香一两，甘松、山柰、白芷、良姜、角茴、小茴、雄黄、甘草、川乌、淮乌、草乌各制一两净末，再入黄蜡三两同溶，搅匀取起，倾入杯模内。待冷取起入土中，出火毒用。

裱褙书画煮面法

白面量所用多少，或先洗去面筋②，以盆贮水，逐渐入面，倾放水盆，听其自沉，不可搅动，动则有块。夏秋七八日，春冬半月，再水倾换新水，加白矾、砒末，候调煮令硬，不可稀了，聚作一团，水内浸经宿，擂烂稀糊任意裱褙。

养鸠鸽法

于四月内取八哥③雏一对，至五月五日午时，略剪去些舌尖，不可多了。每遇四时八节，以朱砂末蘸肉喂养。不出三年之外，即能言话。灵通报应，吉凶晴雨，无不验也。江浙人鸠鸽俗呼为八哥④。

---

① 虽：于义不通。书中“须”“虽”混用，此处“须”义通。
② 面筋：原作“面巾”，据文义改。
③ 八哥：原作“八”，疑脱，据文义补。
④ 八哥：原作“八歌”，据文义改。

养蜘蛛法

捉大蜘蛛一枚，以器盛之。常以诸血拌朱砂末以养之，其色变红。带入船中，凡遇风波危险，则无惊恐也。名曰定风蛛。

养灵鸦夺丹益寿法

于山林幽谷之中，群鸦内有一大鸦，寿有千年。众鸦周围朝绕，其鸦身赤色，不食，有绿毛。得之以竹笼乘之。喂养先以肉食，后以朱砂拌肉喂之。及粪下时，仍以水淘净可服。三年其鸦遍身毛翅尽脱，变为白鸦，双目有光，则其丹已成。却将大水盆与之沐浴，其丹吐出，如金橘大，有霞光绕室。若要窃其丹，将笼吊于活动处，待鸦沐浴，吐丹于水戏者，隔壁窥之。一扯笼，与水离，立取其丹。浴过服之，可延年千百。其鸦踊跃而死，埋于郊外静处。昔许旌阳①为童稚时，曾窃此丹，后果炼金丹而得天仙之位。

月蟾起死返魂丹

用春三月，于郊外寻大虾蟆一个，俗名老蛤，腹下如黄金者，将大朱砂二两，按入腹中，以苎麻扎住口，吊起阴干。直待月蚀夜，却用温水浸之，上以大木盆盖定。月蚀之初，举家用竹棍击其盆上，莫令停手。待月复圆，开盆视之，其蟾已活者佳，不活者又留次年月蚀救之。捣为泥样，丸作四十九丸。但遇人死五七个时辰可救，过了十二个时辰不可救矣。可将死人热水洗软其身，就于盆内以两手揉弄颊车骨，令口自开。以葱管一根，头上安药一丸，灌入喉中，用气一吹，丸子入腹，

---

① 许旌阳：即许逊（239－374），江西南昌人，道教著名人物，净明道、闾山派尊奉的祖师，晋太康元年（280）举孝廉，出任旌阳令，人称“许旌阳”。

如雷鸣，良久之间，其人即活，可延二三纪。卒死及屈死者尤妙。

种粟隐形法

于春社[①]前二三日五更时，取粟苗五七根，栽放人髑髅口眼之内，待其成熟，于秋社[②]前二三日，夜持咒，三七日足。但遇天阴无日之时收取，藏于怀中。出门就步七星罡，隐形，即无人见。如有日色，则见影不见人。若取世间财物，不宜多取。及和合之事，亦要知止，不可太过。

咒曰：鬼粟之灵，达圣通神。我今用汝，隐我身形。在家在外，日夜相亲。千人不见，万人莫寻。吾奉太上老君急急如律令敕[③]。

如无粟秧苗，以早谷数粒于骷髅口眼中，以土埋之。待其秀实，持咒，取其谷粒及稻草，一应收之。若遇急难，则以一粒含于口中。头戴、手执稻草一根，念咒，人不见也。此方只可传与有行之人助道，不宜传与小人作恶为非，神不应矣。

喂猪法

贯众二斤，炒　苍术二斤，炒　黑豆二斤，炒　再用炒盐二两　糯米一斗，炒　荞麦粉二斤　炒麻子一斗

上各为细末，每早晚各将半升药末入食中喂之，即如泥捏，不过半月。要寻极瘦有骨骼之猪，七八钱之猪，壮有两半，猪母亦妙。喂壮了即要发卖，不可久留。

---

① 春社：古代在立春后的第五个戊日祭祀土神。《礼记·明堂位》：“是故夏礿、秋尝、冬烝、春社、秋省，而遂大蜡，天子之祭也。”

② 秋社：古代秋天祭祀土神，一般在立秋后第五个戊日。孟元老《东京梦华录》卷八“秋社”：“八月秋社，各以社糕、社酒相赍送。”

③ 敕：原作“摄”，据旧时咒语常用形式改。

又方

麻子五升，炒　糯米五升，炒　硫黄一两　盐三两，炒

上为细末，每日三次，糁入面米粥内，喂之二十日，五钱之猪可至一两。黑豆五升，炒在内。

养鸡鹅鸭即肥法

取生远志一两，炒　荆钗粟一升，炒　硫黄一两，生

上为细末，以鸡血为丸如绿豆，喂之，每日一丸，七日即肥壮。

肥马法

粟三斗，炒　大豆三斗，炒　乌头三两　贯众一斤　胶三两，炒　盐三两，炒　皮硝二斤

上为细末，每日三时，一次一掌入食中。不过旬日肥大。

染黄发法

取酸浆草水二三升，煮黑豆、楮实子汁，染之即黑。

又方

用芭蕉叶同胶枣①蒸油，搽之即黑。

造金线京香

用锦纹大黄　官桂　柳桂　甘松　山柰　马牙香　云香以上各五斤　白芷　藁本　樟脑　广苓上各用斤半　檀香　丁香各半斤　连翘　丁皮　黄芩各二斤半　藿香三斤　硫黄一斤　柏节香二斤，另为末　焰硝煅过，另研　麝香二个，整

上除各香外，别药拣净为细末，另包。临用算分两秤入。

① 胶枣：原作“交枣”，据《外科百效全书》卷六“黑发香头油”改。

制法：每一斤做香五罗。

白及末十二两　姜黄末四两　檀四两　橘皮末二十四两　樟脑十两　柏根十四两　香科二斤半　麝香少许　水七碗

又次下榆皮末、灰面及药，和熟方用。

用水法：冬三月用沸汤和调，夏三月凉水和，春秋二季用温水和调。

晒法：夏天晒，只可向日，候外面干即收，阴干，不可晒极干，恐弯便折香，晒过香气。冬月须用晒干，不干，恐白及、硝发潮，燃不着。又恐陈香生。

美女长思方

用紫稍花五分　蛇床子三分　地龙二条，去土，炙

共为细末，用津液①调搽龟头，入阴内甚美。内要加麝香一分，交后美人思之不已。

种瓜即生法

用瓜子安在鸡蛋内，用鸡母抱四十九日，取出，放烂泥内，不时便生。

做②豆腐多出方

每斗豆用石膏二两，小麦三合，同豆磨，做豆腐甚多。

造酒绝美方

每斗米用草乌三钱，砂仁五钱，角茴五钱，甘草五钱，白芷五钱。同曲拌饭造酒，加常绝美。

---

① 液：原作“腋”，据文义改。

② 做：原作“吸”，据目录改。

盘中肉跳方

用鳖马蛇一条，焙燥为末，暗挽些放肉上，举动即跳。或曰用壁虎，非也。

天虹把门方

用钱管蛇一条，取血染灯芯，不拘多少，临用放灯盏内，点灯，即有五色天虹把门矣。人以为奇。

猪瘟一时好方

牙皂七枚　细辛五分　牙硝三分　麝香五厘　雄黄五分

为末，吹入鼻中，即好。

酸酒一时好方

用砂仁　青木香　甘草各五钱

为末，入酒内煮过。黑铅二两，火熔化，倾入酒内，三五次即好。

举网得鱼法

用猪尿胞，壁上擦薄，入萤火虫数枚在内，用气吹胀胞囊，用麻线紧缚在网中。鱼见其光，即来斗抢，故此得鱼最多、甚快。冬月无萤火时，用猪油炒酒糟，用小袋袋定，缚在网中，鱼即来食矣。

造龙涎香蜡珠方

用广零陵四两，酒浸　甘松　山柰　白芷　茅香　白胶香三两，俱酒洗　丁皮　藿香　降香　藁本酒浸，各三两　大黄二两，酒蒸　苏合香　樟脑　麝香　沉香　丁香五钱　檀香二两　黄蜡　滑石各五钱　马牙速二两　白及一钱　排草一两　独活一两

上为细末，白及膏调匀，杵千余下。或成珠，或印龙凤，

阴干听用。

熏陆香方

用茅香　藿香　广零陵　甘松　山柰　牡丹皮各二两　大黄酒蒸，二两　白芷三两　樟脑一两　川芎　木香　沉香　丁皮各二两半　香乳一两半　麝香二两　檀香二两

上为细末，白及膏作饼，入硝少许，杵千余下，印各样随人。

不寐法

用儿目二个，烧作灰，用青羊乳和以注目，连夜不睡。

又方

麻黄　苍术各五钱　甘草五钱

以日中时向南捣之。饮后方七日，进一刀圭，百日不睡。即煮糯米粥、葵叶汤服之，依前得睡也。若欲灵丹，候先服此药最佳。

远视法

取鸲鹆目精内水点眼，五七日可视云霄之上、千里之远。

冬不畏寒法

用丹砂　雄黄　赤石脂各等分

上为末，以白松脂为丸，如小豆大。每早服三丸，姜酒一碗送。单衣不畏霜雪也。

又方

天雄、雄黄各等为末，松脂为丸，如豆大，每服三丸，冬月也不寒也。

又方

丹砂　川椒　附子　桂心　干姜　赤石脂　雄黄　杏仁各等分，为细末

松脂为丸，如梧实大。井花水吞下四五丸，冬月单衣汗出。此神仙术也。

夏不畏热法

雄黄　白石脂各等分

为丸如豆大，松脂丸，水送下，不热也。

又方

雄黄　白矾　白石脂　磁石　丹砂　桂心

以白松脂为丸，如小豆大。暮吞一丸，夏月可穿絮袄于日中也，不热。

健步法

用防风　乌喙①　天雄各三分　赤石脂　甘草　干姜　桂心各一钱

捣和蜜为丸，如大豆大。饱食，用酒吞一丸，可行五百里。欲住时，用水洗脚下。

又方

五月五日取螳螂足百双，以囊盛之。用蝙蝠血和丸，如弹子大，用瓷盒盛之。欲行之时，取一丸以酒送下。日行五百里，入水不没。

足不痛法

天雄八分　茱萸　薯蓣各六分

① 乌喙：原作“乌啄”，据文义改。

炼蜜为丸，如梧实大。每服三丸，任行四五百里，足不痛也。

又方

取萤火虫二七枚，入鸡子内，阴干二十日。欲行时服一丸，如小豆大，足不痛也。

泛波不溺法

以七月七日取蜘蛛五七枚，赤石脂五钱，以猪膏调之，于漏屋中阴干，百日为末，涂足上，水不溺也。

卒狂法

取蛇眼睛二十枚，用银屑为丸，如鸡头实大。吞一丸即狂，吞二丸即止也。

止妒法

以雄黄为末，雄鸡冠血为丸，如豆大，每服三丸，即止妒也。

止淫法

以三五年白雄鸡足距烧为末，酒调服，与妇人服之，即止淫也。甚妙，甚妙。

止醉法

取麦门冬　赤茯苓各等一分，为末

以狐血为丸，阴干。临席将一丸噙化，饮之，见月不醉也。

又方

用麦门冬　葛花　木锦花①各等一分，为末

---

① 木锦花：疑为“木棉花”。

末饮酒时，酒调一钱，不醉。

久醉不醒方

高良姜着油熬，令黄色，为末，置酒中饮之，三日始醒。

又方

用溪边黄芰花①，为末，每用一钱，置酒中饮之，三五日不醒。常醉甚者，加生草乌末三分同服。

黄芰花，生溪边，三月开花，甚盛。两岸□□花，如芰柴花，只是更大瓣。

坏酒法

用小儿坟堆上土，以乳汁调开，作饼子，涂于酒瓮中，即酸坏也。

解法：用胡椒末随酒多少投入，即不酸。

又方

用乌梅为末，魆地挽五六钱于酒缸中，即酸如醋矣。

逃遁法

选癸巳、辛丑、辛酉，以上三日乃天藏日。凡欲逃避等事，神鬼尚且不知，况于人乎？甚妙，甚妙。详见《禽遁玄书》。

敕鸡法

用金头蜈蚣一条，焙燥　生白矾五分　枯白矾五分

共为细末。用右手作剑诀，将药末藏在小指甲内，用剑诀将鸡头一捋，待鸡开口，将药弹入鸡口中，用气一吹，丢在地下。待其鸡颈上眷毛一动，即教吐血。再动，又叫吐血。三动，

---

① 黄芰花：野生四角菱所开的黄色小花。芰，俗称菱角。

其鸡即死。又叫他伸脚、伸翼，即如教矣。以为有敕鸡之术。

造榄酱方

用生榄不拘多少，每个打损捶去核，取净肉，入川椒少许，一同擂如泥烂，再入些糖霜在内，和匀再擂，收贮，即如桂花味矣。

写金字法

用黄铜剉剉末一两　硇砂一两，凉水净去砂土，二四钱净，或五钱　荸荠看铜末多寡，只要拌得铜末过为则，捶烂去皮蒂　白及亦为末，如前多少用　慈菌入如前多少，捶烂

同前铜末及此五味药，一同拌匀涨，入小罐子内。上用铁灯盏盖定，用黄泥封固口上，不得走气。用文武火将罐子入内烧过，一日一夜，取出擂烂。又要用凉水洗去前药，要干净，淘出嫩铜末出来，方可收贮。待要写时，用石花菜煎水调开，再擂至烂，匀和，方可书写染纸上。

写银字法

汞三钱、一两，响锡四钱半、一两半。各称定，用火熔锡。待锡熔时，即将汞入锡内，速用孔捶于原铁勺内，乘热擂成末，如灰样，嫩收贮。要写时，用石花菜煎水调开，又要再擂匀，方可写画。染银字纸，同染写金字纸一般，写完了，用试金石磨至光白才罢。

千杯不醉方

用干葛、绿豆粉各二钱，为末，茶调吃，不醉。

臭虫永不生发

用蟹壳　樟脑　苦楝根各五钱，为末

入席下，再烧棉花子于床下，即无。

又方

用青矾水浸床，吉，即效。

家鸡变凤

用石黄、雄黄、硫黄各等分，拌食吃，即变色如凤。

善取酸酒

用牡蛎五钱，火炒　盐三钱　黄柏四钱，火炒　石灰三钱，火炒

每斗米各一两药，即好。

身衣无虱

水银一钱　白果肉五分

捣烂浆衣，永不生虱，神效。

除头虱方

用水银嚼细茶搅匀，安头上用，包紧，头上虱尽死矣。

治牙痛方

用蜂王一个　细辛　川椒　盐等分

入蜂王孔内，火烂，搽之即愈。

家中无鼠

斑蝥七个　巴豆一个　人言一钱　黄豆炒

为末，拌为丸。

治臭虫方

樟脑五钱　人言一钱　鳝鱼一两

共为末，包，放席下。

白衣去墨

大蒜头　半夏

捣烂洗，墨去即依原。

又方

用饭包在有墨处，捻洗即去，屡试有验。

治瘟猪方

猪牙皂角二钱　牙硝一钱　川椒二钱　川乌五分　黄丹一钱　雄黄一钱　细辛三钱

共为末，公左母右，吹入鼻中即愈。

雪里暖酒

暗用矿石灰放雪中，酒自然热矣。

千杯不醉

葛花一两　细茶一两　砂仁五钱　乌梅七个　麝香一分

共为细末，用绿豆粉为丸。每服三钱，自朝至暮，任饮不醉。

三杯即醉

用闹羊花末，一杯酒，各二厘，二杯即醉。

吹灯不灭

用硫黄为末，入纸内，点灯不灭。

百步吹灯

用盐放在灯芯上，百步吹之，自然黑矣。

钉碗无钉

用白及为末，将鸡蛋清调白面搽破处，用线扎住，入热水内煮。取出待冷，解去线，永不破矣。

擦牙乌须方

没石子四钱　青盐二两　细辛一两　地骨皮一两　熟地二两　破故纸二两，炒

共为末，每日清晨，擦牙连漱口，咽下，须黑如漆。

春意方

鸦片一分　蟾酥一分　麝香五厘　朱砂一分　蚯蚓五条　川椒一分

共为末，津液调搽龟头上，即大如瓜，一晚不过。要解，用枣子一枚，食之即解。

记女恐偷情方

用龟尿同凤线花捣烂，点身上，交情即去矣。

传情书方

将蓖麻子捣烂，写纸上，后将香灰搽上，用鹅毛扫之，即见字矣。

做床下鬼叫骇人方

捉虾蟆一个，将盐入口内，放下自叫。

酒面上脱字方

用黄芩五分　白矾二钱

共为末，写纸上，放酒中，即脱在酒面上矣。

香烟五彩不散方

用松树苔藓皮，同香末烧之，香烟成团不散。

点斑竹法

用硇砂一钱　青盐五分　倍子三分

上为细末，用陈醋调开，随意点在竹子上，用火炙干，即现黑斑，其效立见。点假棕竹亦是用此药。

六月无蚊虫方

用自死鳝鱼及水鸡、夜明砂、水上蜈蚣萍晒干、嫩黄荆叶晒干，各等分为末。雄黄少许入内，用纸卷成条，一头烧着，取烟熏之，一夜蚊虫皆不敢入。

纸上去字法

用鹰粪、燕粪、硇砂各等分，水调搽字上，火烘干即去。

菜园无虫方

春夏用石灰山①、砒霜、鲜鱼水洒；秋冬用蟹水洒，虫则尽死矣。

又方

用砒霜浸在小便内浇菜，永不生虫。

点菊花五色方

用腊月雪水调各样颜色，日日点花蕊间，时变五色。白及水亦好。

青竹成斑方

硇砂五分　铜绿□钱　青矾三分

用醋调，点青竹上，即成斑矣。用指纹印之，即成湘妃竹矣。

剃头不用金刀方

石黄一两　石灰一两，炒　樟脑五钱

---

① 石灰山：意不明，疑“山”为衍文。

共为细末，每用二钱。用水调搽头上，用竹刮之即去。

冬月青梅法

取青梅一斗，用白矾水浇过，放地下，永不去青色。

佳人换面法

取水内长脚水洗虫，不论多少，焙干为末，与妇人暗放粉上，搽面即黑而失宠矣。要解，甘草水洗之即白。

夏月冻肉法

用石花菜四两，煮肉一斤至烂，待冷即成冻矣。

又方

脚鱼烂煮，六月亦冻。石蝓①亦冻。

绢衣裳去油方

用滑石为末，掺在油上，用火纸一层格定，将熨斗乘火熨之即去，各颜色在人。

佳人暗记

用飞鼠血调银朱，点在妇人身上。不云雨，永不去矣。

烧衣送客

樟脑五钱　硫黄一钱

上为末，好酒调搽衣上。灯点着送客，火不烧衣，妙甚。

擂金写字烂铜法

荸荠　慈菇　石花菜　青盐　明矾　广胶　硇砂　羌活

① 石蝓（lún 轮）：《广韵·十八谆》“大虾蟆，状如屦，能食蛇。”清·道光《永定县志)》“似水鸡，夜持炬入深谷岩穴间捕之。”

大附子　生地黄　白果

上十一味各等分，共研至烂，调水任意，调均，浸广黄铜末，不拘多寡，或半斤亦可。浸至半月，即溶成水。或有滓渍，再碾至烂，不见铜星为度。澄定，吹去面上陈水，任意书写及画亦可。或不写，留久日干竭，再用石花菜末调水解开，再研均书写。待字干定，用试金石磨光开面，二等瓷器磨光亦可。

染纸用：

倍子一两半　白矾五钱　青矾三钱半　苏木三钱　白及三钱　广胶三钱

京墨煮水，染纸写上。此方系出翰林孔检讨，不可轻传。

晒冰梅法

青梅一斗，用陈灰一升，石灰一合，醋并渣一斗，浸过三日，取起洗过，阴干。如梅一斤，飞盐四两，淹盐尽，取晒至干，收起备用。

飞白字法

白矾一两，生　白及二两　明净阿胶一两，水中溶化，后入　白石膏火煅过，二钱二分

上件各为细末，用胶水调成剂，收贮将印。亦可候干，用水磨开书写。凡研此白墨，极要停当，不可清了，又不可十分浓了。写完阴干，然后用墨水背上拖过，其字即现，又名逡巡碑。

印副启膜脂法

用上等苏木四两，石上捣成丝，用新瓦罐及新茶瓶，将木煎至渣黑，去渣，将水又煎，三碗煎至一碗，然后入银朱一两，水粉三钱，干坯一两。另将白矾一两，煎水一碗，临印时勾入在内，不然不红活矣。煎苏

木切要新瓦罐，不曾犯油腻、肥气者佳。此虽小事，最要得法。敬书于此，以俟斯文交际，亦翰墨家一华彩矣。

予类此《碎金方》，个个精奇，方方切当。及此神仙巧术，皆日用所不阙者，敬书之，以俟海内英豪之去取矣。江右盱城王继周谨白。

近时方书猬出，星聚云集，尽皆陈言旧套，鲜有效验。本堂兹蒙南岳吴大参发刊，江右盱城王继周先生《医学钩玄》已刻行矣，复请再付《碎金方》及神仙巧术，方方切实，字字珍奇，真世不常有之书，实为传家之金宝也。商书君子，须认后街积善堂。陈靖宇谨白。

总书目

医经

内经博议
内经提要
内经精要
医经津渡
素灵微蕴
难经直解
内经评文灵枢
内经评文素问
内经素问校证
灵素节要浅注
素问灵枢类纂约注
清儒《内经》校记五种
勿听子俗解八十一难经
黄帝内经素问详注直讲全集

基础理论

运气商
运气易览
医学寻源
医学阶梯
医学辨正
病机纂要
脏腑性鉴
校注病机赋
内经运气病释
松菊堂医学溯源
脏腑证治图说人镜经
脏腑图书症治要言合璧

伤寒金匮

伤寒考
伤寒大白
伤寒分经
伤寒正宗
伤寒寻源
伤寒折衷
伤寒经注
伤寒指归
伤寒指掌
伤寒选录
伤寒绪论
伤寒源流
伤寒撮要
伤寒缵论
医宗承启
桑韩笔语
伤寒正医录
伤寒全生集
伤寒论证辨
伤寒论纲目
伤寒论直解

伤寒论类方
伤寒论特解
伤寒论集注（徐赤）
伤寒论集注（熊寿试）
伤寒微旨论
伤寒溯源集
订正医圣全集
伤寒启蒙集稿
伤寒尚论辨似
伤寒兼证析义
张卿子伤寒论
金匮要略正义
金匮要略直解
高注金匮要略
伤寒论大方图解
伤寒论辨证广注
伤寒活人指掌图
张仲景金匮要略
伤寒六书纂要辨疑
伤寒六经辨证治法
伤寒类书活人总括
张仲景伤寒原文点精
伤寒活人指掌补注辨疑

诊　　法

脉微
玉函经
外诊法
舌鉴辨正
医学辑要
脉义简摩
脉诀汇辨
脉学辑要
脉经直指
脉理正义
脉理存真
脉理宗经
脉镜须知
察病指南
崔真人脉诀
四诊脉鉴大全
删注脉诀规正
图注脉诀辨真
脉诀刊误集解
重订诊家直诀
人元脉影归指图说
脉诀指掌病式图说
脉学注释汇参证治

针灸推拿

针灸节要
针灸全生
针灸逢源
备急灸法
神灸经纶
传悟灵济录
小儿推拿广意
小儿推拿秘诀
太乙神针心法
杨敬斋针灸全书

本　草

药征
药鉴
药镜
本草汇
本草便
法古录
食品集
上医本草
山居本草
长沙药解
本经经释
本经疏证
本草分经
本草正义
本草汇笺
本草汇纂
本草发明
本草发挥
本草约言
本草求原
本草明览
本草详节
本草洞诠
本草真诠
本草通玄
本草集要
本草辑要
本草纂要
识病捷法
药性提要
药征续编
药性纂要
药品化义
药理近考
食物本草
食鉴本草
炮炙全书
分类草药性
本经序疏要
本经续疏证
本草经解要
青囊药性赋
分部本草妙用
本草二十四品
本草经疏辑要
本草乘雅半偈
生草药性备要
芷园臆草题药
类经证治本草
神农本草经赞
神农本经会通
神农本经校注
药性分类主治
艺林汇考饮食篇
本草纲目易知录
汤液本草经雅正
新刊药性要略大全

淑景堂改订注释寒热温平药性赋

方　　书

医便

卫生编

袖珍方

仁术便览

古方汇精

圣济总录

众妙仙方

李氏医鉴

医方丛话

医方约说

医方便览

乾坤生意

悬袖便方

救急易方

程氏释方

集古良方

摄生总论

摄生秘剖

辨症良方

活人心法（朱权）

卫生家宝方

见心斋药录

寿世简便集

医方大成论

医方考绳愆

鸡峰普济方

饲鹤亭集方

临症经验方

思济堂方书

济世碎金方

揣摩有得集

亟斋急应奇方

乾坤生意秘韫

简易普济良方

内外验方秘传

名方类证医书大全

新编南北经验医方大成

临证综合

医级

医悟

丹台玉案

玉机辨症

古今医诗

本草权度

弄丸心法

医林绳墨

医学碎金

医学粹精

医宗备要

医宗宝镜

医宗撮精

医经小学

医垒元戎

证治要义

松厓医径

扁鹊心书

素仙简要
慎斋遗书
折肱漫录
济众新编
丹溪心法附余
方氏脉症正宗
世医通变要法
医林绳墨大全
医林纂要探源
普济内外全书
医方一盘珠全集
医林口谱六治秘书

温　　病

伤暑论
温证指归
瘟疫发源
医寄伏阴论
温热论笺正
温热病指南集
寒瘟条辨摘要

内　　科

医镜
内科摘录
证因通考
解围元薮
燥气总论
医法征验录
医略十三篇
琅嬛青囊要
医林类证集要
林氏活人录汇编
罗太无口授三法
芷园素社痎疟论疏

女　　科

广生编
仁寿镜
树蕙编
女科指掌
女科撮要
广嗣全诀
广嗣要语
广嗣须知
孕育玄机
妇科玉尺
妇科百辨
妇科良方
妇科备考
妇科宝案
妇科指归
求嗣指源
坤元是保
坤中之要
祈嗣真诠
种子心法
济阴近编
济阴宝筏
秘传女科

秘珍济阴

黄氏女科

女科万金方

彤园妇人科

女科百效全书

叶氏女科证治

妇科秘兰全书

宋氏女科撮要

茅氏女科秘方

节斋公胎产医案

秘传内府经验女科

儿　　科

婴儿论

幼科折衷

幼科指归

全幼心鉴

保婴全方

保婴撮要

活幼口议

活幼心书

小儿病源方论

幼科医学指南

痘疹活幼心法

新刻幼科百效全书

补要袖珍小儿方论

儿科推拿摘要辨症指南

外　　科

大河外科

外科真诠

枕藏外科

外科明隐集

外科集验方

外证医案汇编

外科百效全书

外科活人定本

外科秘授著要

疮疡经验全书

外科心法真验指掌

片石居疡科治法辑要

伤　　科

正骨范

接骨全书

跌打大全

全身骨图考正

伤科方书六种

眼　　科

目经大成

目科捷径

眼科启明

眼科要旨

眼科阐微

眼科集成

眼科纂要

银海指南

明目神验方

银海精微补

医理折衷目科

证治准绳眼科

鸿飞集论眼科

眼科开光易简秘本

眼科正宗原机启微

咽喉口齿

咽喉论

咽喉秘集

喉科心法

喉科杓指

喉科枕秘

喉科秘钥

咽喉经验秘传

养　　生

易筋经

山居四要

寿世新编

厚生训纂

修龄要指

香奁润色

养生四要

养生类纂

神仙服饵

尊生要旨

黄庭内景五脏六腑补泻图

医案医话医论

纪恩录

胃气论

北行日记

李翁医记

两都医案

医案梦记

医源经旨

沈氏医案

易氏医按

高氏医案

温氏医案

鲁峰医案

赖氏脉案

瞻山医案

旧德堂医案

医论三十篇

医学穷源集

吴门治验录

沈芊绿医案

诊余举隅录

得心集医案

程原仲医案

心太平轩医案

东皋草堂医案

冰壑老人医案

芷园臆草存案

陆氏三世医验

罗谦甫治验案

临证医案笔记

丁授堂先生医案

张梦庐先生医案

养性轩临证医案

养新堂医论读本

祝茹穹先生医印

谦益斋外科医案

太医局诸科程文格

古今医家经论汇编

莲斋医意立斋案疏

医　　史

医学读书志

医学读书附志

综　　合

元汇医镜

平法寓言

寿芝医略

杏苑生春

医林正印

医法青篇

医学五则

医学汇函

医学集成（刘仕廉）

医学集成（傅滋）

医学辩害

医经允中

医钞类编

证治合参

宝命真诠

活人心法（刘以仁）

家藏蒙筌

心印绀珠经

雪潭居医约

嵩厓尊生书

医书汇参辑成

罗氏会约医镜

罗浩医书二种

景岳全书发挥

寿身小补家藏

胡文焕医书三种

铁如意轩医书四种

脉药联珠药性食物考

汉阳叶氏丛刻医集二种